Müller

Die 50 besten Arthrose-Killer

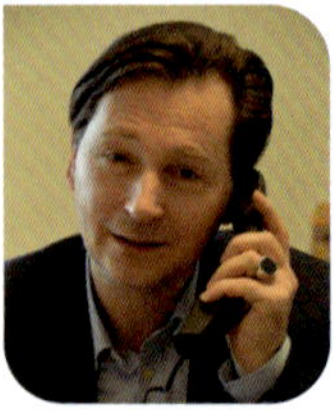

PhDr. Sven-David Müller, M.Sc., lebt für die Themen Ernährung und Gesundheit. Sein Berufsweg wurde maßgeblich durch seine Erkrankung an Diabetes mellitus Typ 1 im Alter von 6 Jahren geprägt. Nach den Ausbildungen zum staatlich geprüften Diätassistenten und Diabetesberater folgte ein Studium der angewandten Ernährungsmedizin, das er als Master of Science (M.Sc.) abschloss. Im Anschluss studierte er Gesundheitswissenschaften und promovierte zum Doktor der Philosophie in Gesundheitswissenschaften (PhDr.). Seit über 32 Jahren ist er in Beratung und Wissenschaft tätig. Er ist Autor von 208 populärwissenschaftlichen Sach- und Fachbüchern im Bereich Gesundheit und Ernährung. Für seine Tätigkeit in der Ernährungsaufklärung wurde er 2005 mit dem Bundesverdienstkreuz ausgezeichnet, 2013 erhielt er die Ehrendoktorwürde und 2014 wurde ihm die Ehrenmedaille für Kunst und Wissenschaft der Albert Schweitzer Gesellschaft verliehen. Sven-David Müller ist Lehrbeauftragter der Donau Universität Krems. Er ist am Leibniz-Institut DSMZ-Deutsche Sammlung von Mikroorganismen und Zellkulturen in Braunschweig beschäftigt. Das Institut für Healthcare Management der Management Universität Warschau hat ihn im November 2021 zum Honorarprofessor ernannt.

PhDr. Sven-David Müller, M.Sc.

Die 50 besten Arthrose-Killer

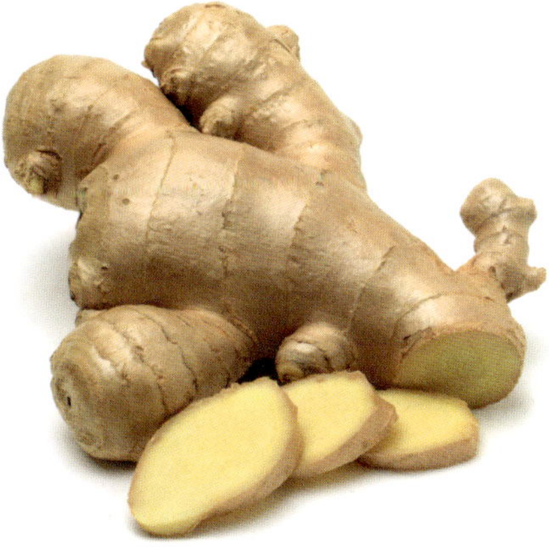

TRIAS

Inhalt

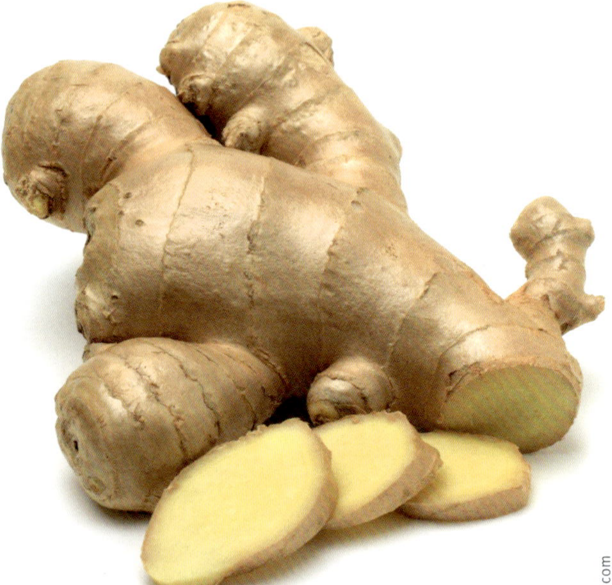

Liebe Arthrose-Betroffene,

meine Erfahrungen in der Ernährungstherapie von Arthrosepatientinnen und -patienten an der Universitätsklinik Aachen, wo ich fast zehn Jahre tätig war, werde ich nie vergessen. Eines Tages sprach mich dort der Chefarzt und Lehrstuhlinhaber für Orthopädie auf einem der langen Flure des Klinikums an: »Herr Müller, wenn die Arthrose-Patienten vor der Operation weiterhin so gut abnehmen, brauchen wir bald niemanden mehr zu operieren!« Das hat mir gezeigt, wie deutlich der Effekt von Ernährung und Bewegung ist, denn auf Ernährungsumstellung und Bewegungsintensivierung setze ich schon in der Ernährungsambulanz. Zudem befasste ich mich bereits mit Arthrose-Killern aller Art und bezog sie in mein Konzept ein.

Um auch Ihr Leben trotz Arthrose besser und leichter zu machen, stelle ich Ihnen in diesem Buch 50 bewährte Arthrose-Killer vor, die Schmerzen und Beschwerden lindern, das Voranschreiten der Erkrankung verhindern und die Beweglichkeit verbessern. Sogar eine Reduzierung von Medikamenten ist möglich. Es sind bestimmte Nährstoffe und Anwendungen, die fast alle ganz natürlich sind. Sie haben die Wahl zwischen sehr unterschiedlichen Arthrose-Killern und können selbst bestimmen, welche besonders gut zu Ihnen und Ihren Beschwerden passen. Praktisch alle lassen sich gut in den Alltag einbauen. Schon nach wenigen Wochen werden Sie eine Verbesserung bemerken.

Ich wünsche Ihnen allzeit viel Gesundheit, Wohlbefinden und natürlich gesunde Gelenke mit wenig Schmerzen und Problemen der Beweglichkeit.

Ihr Prof. PhDr. Sven-David Müller, M.Sc.

Staatlich geprüfter Diätassistent/Diabetesberater der Deutschen Diabetes Gesellschaft e. V. (DDG)

Arthrose: die wichtigsten Fakten

Volkskrankheit Arthrose

Der nicht heilbare Gelenkverschleiß betrifft mit steigendem Alter immer mehr Menschen.

Fast 22 Prozent der Frauen und 14 Prozent der Männer in Deutschland leiden an Arthrose, und der Anteil nimmt mit dem Alter zu: Ab einem Lebensalter von 65 Jahren sind bereits rund 48 Prozent der Frauen und rund 31 Prozent der Männer von der Erkrankung betroffen. Arthrose ist damit neben Übergewicht und der schwereren Form Adipositas die häufigste Volkskrankheit in Deutschland und selbst weltweit ist sie die häufigste Gelenkerkrankung. Die zunehmende Alterung der Gesellschaft wird in Zukunft dazu führen, dass dieser Anteil weiterwächst. Arthrose ist zudem eine teure Erkrankung. Im Jahr 2020 verursachte sie in Deutschland Kosten in Höhe von mindestens 12 Milliarden Euro.

Was ist Arthrose?

Schmerzen können unser Leben sehr belasten und Arthrose führt besonders im fortgeschrittenen Stadium zu Schmerzen und Funktionseinbußen der Gelenke. Als chronische Erkrankung ist Arthrose nicht heilbar. Die gute Nachricht: Sie kann aufgehalten und zum Teil auch gebessert werden. Auch eine Verminderung der Schmerzen ist möglich.

Der menschliche Körper hat 140 voll ausgebildete oder echte Gelenke und alle Gelenke können arthrotisch verändert sein. Eine Arthrose liegt vor, wenn ein Gelenk über das normale altersgemäße Maß hinaus abgenutzt oder verschlissen ist. Ist nur ein Gelenk betroffen, spricht man von Monoarthrose, sind es mehrere, von Polyarthrose.

Besonders häufig tritt Arthrose an Knien, Hüfte, Schultergelenken, Händen und Fingern sowie an den Füßen auf. Eine Hüftarthrose wird auch als Coxarthrose und eine Kniearthrose als Gonarthrose bezeichnet. Viele Betroffene haben anfangs keine Beschwerden. Aber egal wo sie auftritt, die Erkrankung wird im Verlauf immer schmerzhafter: Der Gelenkverschleiß der Finger macht das Greifen zur Qual, die Hüfte tut weh, die Kniegelenke sind unbeweglich und es braucht eine Weile, bis sie »anlaufen«. Mit der Zeit lassen sich alle arthrotisch veränderten Gelenke immer weniger bewegen und die Schmerzen werden unerträglich. Diese Veränderungen können zwar aufgehalten werden, ganz gesund werden die Gelenke aber nicht mehr.

Arthrose oder Arthritis? Arthrose ist eine degenerative Gelenkerkrankung, deren Bezeichnung auf dem altgriechischen Wort *arthron* (Gelenk) basiert. Die Endung »ose« steht dabei für eine degenerative Veränderung. Von Arthritis spricht man dagegen, wenn das Gelenk entzündlich verändert ist, die Endung »itis« steht entsprechend für Entzündung.

Oft werden Arthritis und Arthrose aber verwechselt. Die häufigste Form der Arthritis ist die rheumatoide Arthritis. Im Rahmen der Arthrose kommt es aber auch oft zu Entzündungen. Umgekehrt kann es durch Arthritis zu Fehlbelastungen kommen, die zu einer Arthrose führen. Eine aktivierte Arthrose ist durch Schmerzen, Schwellungen, Rötungen und Überwärmung gekennzeichnet, eine überlastungsbedingte Ergussbildung ist dabei sehr häufig.

Primäre oder sekundäre Arthrose? Von ärztlicher Seite wird zwischen primärer und sekundärer Arthrose unterschieden. Eine primäre Arthrose ist eine Minderwertigkeit des Knorpels unklarer Ursache, während eine sekundäre Arthrose durch mechanische Überlastung, entzündliche Veränderung und Stoffwechselstörungen entsteht.

Die wichtigsten Aufgaben unserer Gelenke

Bewegung: Ohne unsere Gelenke könnten wir uns nicht bewegen, erst die Gelenke ermöglichen es uns, beweglich zu sein. Dafür müssen sie gut geschmiert sein. Die Gelenkschmiere wird von der inneren Gelenkschleimhaut gebildet und schützt die Knorpel und damit Knochen und Gelenke.

Stoßdämpfung: Wenn wir springen oder beim Gehen plötzlich stoppen, belasten wir die Knochen und brauchen Stoßdämpfer, um sie nicht zu schädigen. Diese Stoßdämpfer-Funktion haben die Gelenke mit ihren Knorpeln und der Gelenkschmiere. Die Gelenke sorgen für einen »reibungslosen« Ablauf von Bewegungen – auch, wenn es ruckartig zugeht.

Haltgebung: Die Gelenke sorgen dafür, dass wir Halt haben. Das Fingergelenk beispielsweise bewirkt, dass der Finger sich bewegen, aber nicht abknicken kann. Alle Gelenke schützen vor falschen oder gefährlichen Bewegungen und sind auch selbst gegen falsche Bewegungen gut geschützt.

Welches sind die Ursachen für Arthrose?

Ein gesunder Knorpel bildet eine schützende und elastische Schicht auf beiden Knochenenden, die das jeweilige Gelenk bilden. Der gesunde Knorpel ist damit eine Art Stoßdämpfer. Er ist flexibel und saugt sich wie ein Schwamm mit Gelenkflüssigkeit voll. Diese Flüssigkeit ist für einen gesunden Knorpel notwendig.

Mit zunehmendem Lebensalter aber wird der Knorpel spröde. Der Gelenkknorpel nutzt sich immer weiter ab, wird rau und zerfasert. Kleine Stücke des Knorpels können sich ablösen – es wird im Alter damit immer wahrscheinlicher, dass eine Arthrose entsteht. Im Endstadium der Arthrose reibt Knochen auf Knochen im Gelenk. Arthrose ist damit eine echte Verschleißerkrankung, die kontinuierlich oder in Schüben voranschreitet, wenn keine Therapie erfolgt.

Bewegungsmangel: Verschiedene Faktoren beschleunigen diesen Effekt und führen letztlich zu Arthrose. Dazu gehört Bewegungsmangel, denn nur wenn Gelenke im Alltag oder beim Sport bewegt werden, wird die Gelenkflüssigkeit durch den Knorpel gepumpt.

Entzündungen: Auch durch Entzündungen wird der Knorpel geschädigt, daher müssen Entzündungen vermieden werden. Eine Vielzahl von Erkrankungen führt zur Gelenkentzündung und verspannten Muskeln um das Gelenk. Das können Verletzungen,

Unfälle, Infektionen, angeborene Gelenkanomalien, Eisenspeicherkrankheit, Krankheiten, die den Gelenkknorpel zerstören oder entzündliche rheumatische Krankheiten sein.

Übergewicht: Ein weiterer und wichtiger Faktor ist Übergewicht durch eine erhöhte Fettmasse, denn dadurch wird der »Stoßdämpfer« überlastet. Da in Deutschland fast 60 Prozent der Menschen übergewichtig sind, ist die Häufigkeit von Arthrose leicht zu erklären. Ohne die extreme Verfettung der Gesellschaft in Deutschland gäbe es Arthrose selten! Allein durch eine nachhaltige Gewichtsreduktion ließe sich eine Arthrose sehr häufig heilen. Eine Gewichtsabnahme ist für übergewichtige Arthrotiker damit der wichtigste Arthrose-Killer. Mit jedem Gramm weniger Gewicht und mit gleichzeitiger Stärkung der Muskulatur verringern sich Schmerzen und weitere Beschwerden.

Wenn aber eine erhöhte Muskelmasse, z. B. bei Sportlern, ebenfalls das Körpergewicht erhöht, führt dies nicht zu Arthrose – im Gegenteil: Muskeln entlasten die Gelenke und schützen davor. Im Rahmen der Arthrose-Therapie ist es deshalb wichtig, die Muskeln zu erhalten und im besten Fall zu stärken. Muskelmasse ist ebenso wie die Gewichtsabnahme ein effektiver Arthrose-Killer.

Überlastung: Eine der häufigsten Ursachen ist die mechanische Überlastung der Gelenke – die Dysplasie. Die Hüfte und die Knie sind die am meisten belasteten Gelenke. Daher kommt es hier besonders häufig zu einer Arthrose. Die Gelenkfläche der Hüfte ist die größte im menschlichen Körper.

Medikamente: Ursachen können auch bestimmte Medikamente wie beispielsweise Antibiotika (Gyrasehemmer) oder Phenprocoumon (ein Blutgerinnungshemmer) sein.

Andere Ursachen: Neben Übergewicht und Bewegungsmangel sowie Fehlstellungen und Fehlbelastungen gibt es viele weitere Ursachen für Arthrose. So zum Beispiel angeborene oder durch Unfälle oder Erkrankungen (beispielsweise Osteoporose) bedingte Veränderungen der Gelenke. Auch durch vermehrte Ablagerungen in den Gelenken wie Harnsäurekristalle bei Hyperurikämie und Gicht kann eine Arthrose entstehen. Zudem gibt es Formen, die durch Blutungen in den Gelenken bedingt sind.

Multifaktoriell bedingte Arthrose: In vielen Fällen lässt sich nicht eine direkt zur Arthrose führende Ursache feststellen – die Arthrose ist dann durch viele Faktoren bedingt. Man spricht in diesem Fall von einer multifaktoriell bedingten Arthrose – diese kann beispielsweise bedingt sein durch mehrere oder alle der folgenden Merkmale wie Alter, Geschlecht, Übergewicht, Bewegungsmangel, Hyperurikämie und familiäre Häufigkeit.

Unklare Ursachen: Grundsätzlich lassen sich nicht für alle von Arthrose Betroffene eine oder mehrere Ursachen sicher feststellen. Eine ursächliche Behandlung ist daher oftmals nicht möglich. Zudem wird Arthrose von vielen Betroffenen erst festgestellt, wenn es bereits zu Einschränkungen und deutlichen Schmerzen gekommen ist.

Die 4 Arthrose-Stadien

Eine Arthrose beginnt in den meisten Fällen mit einem Steifigkeitsgefühl – insbesondere am Morgen. Ein Anlaufschmerz ist häufig, mit der Bewegung nimmt der Schmerz langsam, aber sicher ab. Oft ist auch eine Schwellung der Gelenke zu bemerken. Im weiteren Fortschritt zeigen sich Belastungsschmerzen, die im Verlauf zu einem Dauerschmerz werden. Die Bewegungseinschränkung nimmt immer weiter zu. Schmerzen und schmerzfreie Phasen wechseln sich bei vielen Betroffenen ab. In fortgeschrittenen Stadien gibt es oft gar keine Schmerzfreiheit mehr. In vielen Fällen sehen die Gelenke deformiert aus.

Eine Arthrose verläuft in 4 Stadien:

1. Ausdünnung und Rauwerden der Knorpelschicht in den Gelenken mit Fissuren.
2. Der normale Knorpel wird durch minderwertiges Gewebe ersetzt. Es entstehen spezifische Zysten (Pseudozysten) aus abgebautem Knorpel- und Knochengewebe, sogenannte Geröllzysten.

Gesundes Kniegelenk ① und fortgeschrittene Kniearthrose mit Gelenkerguss ②

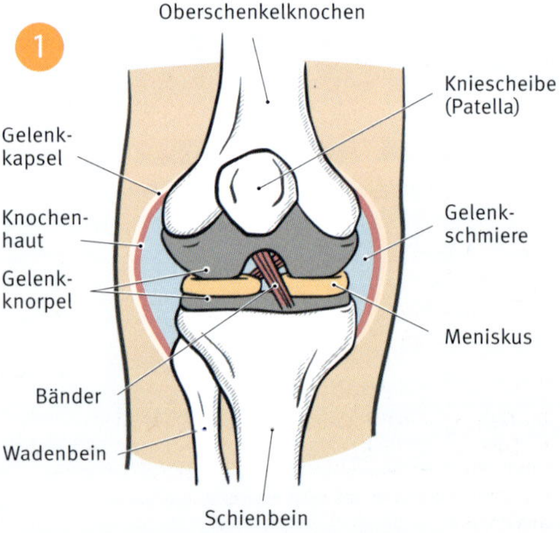

3. Es kommt zur Bildung von Geschwüren und das Bindegewebe vermehrt sich.
4. Die Knochenplatte des Gelenks flacht ab. Und den Druck auf dem Gelenk abzufangen, bilden sich Randwülste am Knochen, die Osteophyten.

Bei der aktivierten Arthrose besteht häufig ein sogenannter Gelenkerguss. Weiterhin kommt es zunehmend zu Veränderungen der Gelenke (Deformation) und Gelenkgeräuschen.

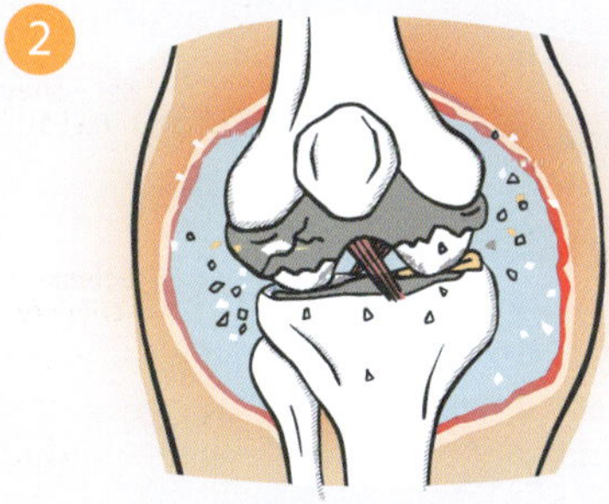

Die Gelenkknorpel und der Meniskus werden abgerieben und die Splitter treiben in der Gelenkschmiere. Die Splitter reizen die Knochenhaut und führen zu einer Entzündung. Das Knie schwillt an, da sich vermehrt Flüssigkeit ansammelt.

Arthrose erkennen

Nicht immer weisen Beschwerden auf eine Arthrose hin. Wie sieht die ärztliche Diagnose aus?

Sehr häufig verläuft eine Arthrose vollständig unbemerkt. Fast alle Menschen, die mindestens 75 Jahre alt sind, haben eine mehr oder minder ausgeprägt Arthrose – oftmals ohne Beschwerden und ohne davon zu wissen.

Doch fast alle über 50 kennen die klassischen »Anlaufbeschwerden« – man muss erst »in die Gänge kommen« und häufig bekommt man mit zunehmendem Alter und zunehmender Belastung Beschwerden und Schmerzen. Während mit 28 Jahren eine anderthalbstündige Wanderung völlig beschwerdefrei möglich war, fällt es mit 72 Jahren deutlich schwerer, selbst wenn das Vorliegen einer Arthrose überhaupt nicht bekannt ist. Die typischen Anlauf- und Belastungsbeschwerden beim Älterwerden sind Zeichen einer beginnenden Arthrose.

Kommt es jedoch zu ausgeprägten Schmerzen und Bewegungsproblemen, ist es sinnvoll, ärztliche Hilfe zu suchen.

Diagnostik

In der Regel suchen die Betroffenen wegen ihrer Schmerzen in den Gelenken auch ärztliche Hilfe. Zusätzlich oder ausschließlich kann auch die Bewegungsfähigkeit eingeschränkt sein.

Ansprechpartner sind anfangs Hausärztin oder -arzt, die in der Regel zur Diagnostik und Therapie an Fachpraxen für Orthopädie überweisen. Bei extremen Schmerzen wird meist eine Ärztin oder ein Arzt mit Spezialisierung auf Schmerztherapie hinzugezogen. Eine zusätzliche Therapie kann auch mit Fachärztinnen oder -ärzten für Naturheilverfahren oder spezialisierten Heilpraktikerinnen und -praktikern erfolgen.

Mechanische Untersuchung: Bei der ärztlichen Untersuchung wird die Bewegungsfähigkeit geprüft und die Betroffenen werden über ihre Beschwerden befragt. Das Abtasten der Gelenke, das Prüfen ihre Funktion und Testen von Bändern und Muskulatur sind weitere Untersuchungsschwerpunkte.

Bildgebende Untersuchung: Daran schließen sich bildgebende Verfahren wie Röntgen, CT oder MRT an. Orthopädinnen und Orthopäden sehen schon im Röntgenbild die Veränderung der Gelenke. Diese sind:

- ein schmaler Gelenkspalt,
- Knochenverdichtung an den Rändern des Gelenkspalts,
- Osteophyten,
- Zysten.

Auch die Veränderung des Gelenkknorpels zeigt sich in den bildgebenden Verfahren. Diese sind auch für die Verlaufskontrolle und die Effektivitätsüberprüfung der Therapie notwendig und sinnvoll.

Gelenkspiegelung: In manchen Fällen wird auch eine Spiegelung des Gelenks (Arthroskopie) durchgeführt. Dabei können Fachärztinnen und -ärzte in das Gelenk – insbesondere das Kniegelenk – schauen. Die Gelenkspiegelung ist auch vor Operationen sinnvoll. Im Rahmen der Gelenkspiegelung können ebenfalls Therapien (Spülungen, Beseitigung von mechanischen

Problemstellen, Entfernung der Gelenkinnenhaut etc.) vorgenommen werden. Nach der Diagnostik und Verlaufskontrolle setzt die Therapie ein oder wird verändert.

Die Gelenkspiegelung (Arthroskopie), eine Methode der »Schlüsselloch-Chirurgie«, kommt heute bei Arthrose mangels Nutzen aber nur noch selten zum Einsatz.

Ultraschall-Untersuchung: Eine Ultraschall-Untersuchung ist sinnvoll, denn sie zeigt nicht nur Knochen, sondern auch Gelenkkapseln und Muskeln. Ein Gelenkerguss oder eine Zyste sind gut festzustellen.

Weitere Untersuchungen: Natürlich gibt es auch Blut- oder Urinuntersuchungen bei Arthrose, mit denen Entzündungsparameter festgestellt werden können. Nach der Punktion des Gelenks mit Gewinnung der Gelenkflüssigkeit kann diese ebenfalls analysiert werden.

Hilfe bei Arthrose

Ein zu hohes Gewicht, Fehlernährung und Bewegungsmangel sind Feinde der Gelenke. Wie Sie sich selbst helfen können.

Die Vermeidung von Übergewicht und erst recht von Adipositas sowie regelmäßige Bewegung und Sport (außer Extremsport) beugen sicher einer Arthrose vor und sind insgesamt Bestandteil eines gesunden Lebensstils. Wer Familienmitglieder hat, die von Arthrose betroffen sind, sollte sich zur Vorbeugung gegen Arthrose besonders um eine gesunde Lebensführung bemühen, denn eine familiäre Disposition ist möglich.

Für die Vorbeugung und Linderung von Arthrose existieren wissenschaftlich begründete Prophylaxe- und Therapiekonzepte, die auch Ernährung, Diätetik, Bewegung, Naturheilkunde inklusive Phytotherapie (Pflanzenheilkunde), physikalische Therapie und psychologische Faktoren einschließen. In den jeweiligen medizinischen Leitlinien sind entsprechende Maßnahmen beschrieben.

Viele Betroffene suchen auch nach Möglichkeiten, sich selbst zu helfen. Auch die in diesem Buch vorgestellten Arthrose-Killer können ein Teil der Selbsthilfe-Therapie sein. Besprechen Sie mit Ihrer Ärztin oder Ihrem Arzt, wenn Sie diese einsetzen und zur Verbesserung des therapeutischen Konzepts nutzen möchten.

Es kann immer nur um Prophylaxe und Therapie gehen, denn eine Heilung ist praktisch nicht möglich. Doch auch, wenn die Maßnahmen nur eine Form der Symptomtherapie sein können, sind sie doch bestens zur Linderung der Symptome geeignet. Solche Arthrose- und Arthritis-Killer werden als unterstützende therapeutische Maßnahmen beschrieben, die alle durch wissenschaftliche Studien gestützt sind.

Aus den schon genannten Risikofaktoren – insbesondere Übergewicht (Adipositas) und Bewegungsmangel, aber auch Fehlbelastungen durch Extremsport, Unfälle sowie eine genetische Prädisposition, also die familiäre Vorbelastung – lässt sich bereits ein Präventionsprogramm mit Arthrose-Killern erstellen.

Therapeutische Maßnahmen

Die ärztliche und physiotherapeutische Arthrosebehandlung besteht aus gezielter Bewegungstherapie, physikalischer Therapie, Entzündungsreduktion, Schmerztherapie, angepasster Ernährungsweise und nachhaltiger Gewichtsreduktion. Auch ist eine »Ernährung« des Knorpels sinnvoll und möglich. Selbst die Gelenkschmiere lässt sich beeinflussen. Daneben gibt es eine Vielzahl von Arthrose-Killern, die die ärztliche Therapie ergänzen, aber nicht ersetzen können!

Ziele der Behandlung sind Schmerzlinderung, die Verbesserung der Beweglichkeit und – soweit möglich – der Knorpelaufbau oder die Verringerung des Abbaus sowie ein Zurückdrängen der Entzündung.

Dies sind auch die Ziele der Arthrose-Killer. Die Therapie sollte nach Rücksprache mit behandelnden Ärztinnen und Ärzten deshalb möglichst auch Arthrose-Killer einbeziehen. Durch die ärztliche Behandlung sowie die Arthrose-Killer ist es möglich, Schmerzen einzuschränken oder ganz zu vermeiden, die Funktionstüchtigkeit der Gelenke zu erhalten oder ein Voranschreiten der Erkrankung aufzuhalten oder zu verringern.

Je früher und zielgerichteter die Behandlung erfolgt, desto größer ist die Aussicht auf Erfolg. Die Gelenke sollten sich im Verlauf der Therapie nicht mehr oder zumindest immer weniger krankhaft verändern. Ein arthrotisch verändertes Gelenk wird aber nie mehr vollständig gesund und eine »Heilung« von Arthrose ist nur durch einen Gelenkersatz möglich. Um Arthrose in den Griff zu bekommen, ist immer eine Dauertherapie oder, wenn diese nicht mehr ausreicht, ein Gelenkersatz erforderlich.

Physiotherapie: Durch physiotherapeutische Maßnahmen wird die Beweglichkeit verbessert und die Muskulatur gestärkt.

Behandlung des Knorpels: Gesunder Knorpel kann an die betroffenen Stellen verpflanzt werden. Dabei werden Knorpel beziehungsweise Knorpelzellen aus nicht belasteten Bereichen entnommen, die Zellen außerhalb des Körpers kultiviert, vermehrt und danach replantiert – also dort wieder eingesetzt, wo Schäden vorhanden sind.

Auch durch Therapeutika und Arthrose-Killer kann Einfluss auf den Knorpel genommen werden.

Operative Verfahren: Ist die Arthrose fortgeschritten und die Schmerzen und/oder Bewegungseinschränkungen sind sehr groß, müssen operative Verfahren angewandt werden. Es gibt eine Vielzahl gelenkerhaltender Operationen, aber natürlich auch Gelenkersatz mit Prothesen. Operativ können Gelenke zudem versteift, »umgestellt« oder verändert werden.

Der Gelenkersatz durch eine Endoprothese sollte ausschließlich in einem zertifizierten Zentrum durchgeführt werden. Danach ist eine Rehabilitation (stationär oder ambulant) erforderlich. Auch Prothesen sind keine Dauerlösung, nach rund 15 Jahren müssen sie ausgetauscht werden. Bleibt das möglicherweise vorhandene Übergewicht weiter bestehen, sind die Erfolge viel geringer.

Allerdings werden in Deutschland viel zu viele Operationen bei Arthrose durchgeführt. Mindestens 4 Millionen Menschen in Deutschland haben ein künstliches Gelenk. Jedes Jahr werden rund 230.000 künstliche Hüftgelenke, 180.000 künstliche Kniegelenke und 24.000 künstliche Schultergelenke operativ eingesetzt. Das Gros der Betroffenen ist übergewichtig und eine Operation sollte erst dann erfolgen, wenn das Körpergewicht reduziert wurde. In den meisten Fällen wäre dann allerdings eine Operation gar nicht mehr erforderlich.

Weitere Therapiemaßnahmen: Neben den Operationen und Verfahren, die im Rahmen der Arthroskopie durchgeführt werden, gibt es noch eine Vielzahl weiterer Therapien, die von ärztlicher Seite als konservative Behandlungen bezeichnet werden. Dazu gehören:

- Steigerung der körperlichen Aktivität,
- Normalisierung des Körpergewichts,
- Hemmung und Vermeidung der chronischen Entzündungen,
- Medikamente gegen Schmerzen, Entzündungen und zum Aufbau der Gelenke (Chondroitin, Glucosamin, Diacerhein und Hyaluronsäure),
- pflanzliche Medikamente (Artischockenextrakte),
- physikalische Therapie,
- Orthopädietechnik,
- Physiotherapie,
- kühlende Maßnahmen,
- wärmende Maßnahmen,
- Interleukin-1-Antagonisten,
- Fibroblasten-Wachstumsfaktor 18
- und nicht zuletzt: Arthrose-Killer.

Bewegung: entscheidend bei Gelenkverschleiß

Viele denken bei Arthrose direkt an Schmerzmittel und Operation – das ist jedoch meist der falsche Weg. Durch Bewegung wird die Muskulatur gestärkt – und auch der Knorpel. Die Gelenkerhaltung ist nur möglich, wenn das belastende Gewicht reduziert und durch Bewegung der Knorpel gestärkt wird. Zudem entlasten Muskeln die Gelenke.

Leider schonen viele von Arthrose Betroffene die Gelenke und bewegen sich immer weniger – auch, weil die Bewegung schmerzhaft sein kann. Das ist kontraproduktiv – die betroffenen Gelenke müssen gezielt durchbewegt werden. Wie, das wissen Physiotherapeutinnen und -therapeuten. Durch die Stärkung der Muskulatur reduzieren sich die Beschwerden. Dafür ist es erforderlich, jeden Tag zu Hause Bewegungsübungen zu machen. Sinnvoll kann auch gezieltes Krafttraining im Fitness-Center sein. Hier arbeiten Physiotherapeutinnen und -therapeuten, die Ihnen bei den Übungen helfen können und ein spezielles Programm für Sie entwerfen. In manchen Fällen hilft auch Massage. Im Supermarkt gekaufte Tapes oder Bandagen empfehle ich nicht. Besprechen Sie mit Ihren ärztlich und physiotherapeutisch Behandelnden, was Ihre Gelenke gezielt stabilisieren kann.

Gelenkschonende Sportarten sind:

- Schwimmen,
- Aqua-Jogging,
- Wassergymnastik,
- Rudern,
- Trainieren auf dem Crosstrainer,
- Workout im Gym ohne übermäßige Gelenkbelastung,
- Fahrradfahren,
- Ergometer-Training,
- Yoga,
- Tai-Chi,
- Pilates.

Übergewicht ist der Feind der Gelenke

Neben Bewegungsmangel sind Übergewicht und besonders Adipositas, also größeres Übergewicht, der Feind der Gelenke. Wenn es kein Übergewicht gäbe, wäre Arthrose keine häufige Erkrankung. Je stärker das Übergewicht ausgeprägt ist, desto häufiger kommt es zu Arthrose und desto ausgeprägter sind die damit verbundenen Probleme. Erschwerend kommt dazu, dass Therapien und Eingriffe für Übergewichtige mit mehr Problemen, Nebenwirkungen und Gefahren verbunden sind als für normalgewichtige Menschen. Alle übergewichtigen von Arthrose Betroffenen müssen abnehmen und das reduzierte Gewicht halten. Dafür sind eine dauerhafte Betreuung durch Diätassistentinnen oder -assistenten sowie physiotherapeutische, psychologische und ärztliche (internistischer Schwerpunkt mit der Spezialisierung auf Übergewicht/Adipositas und/oder Adipositas) Betreuung erforderlich. Eine Gewichtsreduktion entlastet die Gelenke bei Übergewichtigen entscheidend. Zudem ist Übergewicht mit Entzündungen verbunden, die ebenfalls durch Gewichtsreduktion zurückgehen.

Der Zusammenhang zwischen Übergewicht und Arthrose ist eindeutig und leicht nachzuvollziehen. Aufgrund des erhöhten Körpergewichts haben Knochen, Gelenke, Bänder und Sehnen bei jeder Bewegung eine hohe Last zu tragen und zu halten, wodurch sie sich rasch abnutzen. Im Vergleich zu Normalgewichtigen ist das Risiko für Menschen mit Übergewicht, eine Gelenkerkrankung zu entwickeln, erhöht und mit Adipositas sogar deutlich erhöht. Besonders häufig ist das Kniegelenk betroffen, das einen Großteil des Körpergewichts trägt. Doch es ist nicht allein das Körpergewicht, das die Gelenke belastet. Ein weiterer Grund für Gelenkbeschwerden ist, dass sich Übergewichtige und Adipöse tendenziell wenig bewegen, wodurch es zu einer Unterversorgung der Gelenke mit Nährstoffen kommt. Zudem wird die Muskulatur nicht ausreichend trainiert und kann damit ihre Stützfunktion für die Gelenke nur unzureichend erfüllen.

Risikofaktor Übergewicht. Mehr als die Hälfte der Bevölkerung ist übergewichtig oder fettsüchtig (adipös). Bei Arthrose-Betroffenen gehen Fachleute von einem noch deutlich höheren Anteil aus, da einerseits rund 65 Prozent der Männer zu viel wiegen und andererseits Arthrose im Alter ab 65 Jahren immer häufiger wird. Ab diesem Alter sind bis zu 80 Prozent der Menschen in Deutschland übergewichtig oder adipös und seriöse Schätzungen ergeben, dass mindestens zwei Drittel der von Arthrose betroffen Menschen ein erhöhtes Gewicht haben.

In einer Vielzahl von Fällen ist eine Gewichtsreduktion von 10 Prozent innerhalb eines Jahres ausreichend, um die Arthrosebeschwerden entscheidend zu verringern. Das trifft insbesondere auf eine Arthrose in Hüft- und in Kniegelenken zu.

Übergewicht bekämpfen. Die Bekämpfung von Übergewicht ist sicher nicht einfach. Die Leitlinie der Deutschen Adipositas-Gesellschaft empfiehlt zur Gewichtsreduktion unter anderem ein proteinmodifiziertes Fasten (Mahlzeiten-Ersatz). Dafür werden alle oder einzelne Mahlzeiten durch sogenannte Formuladiäten (Seite 87) ersetzt. Entsprechende Präparate gibt es in der Apotheke oder in Adipositas-Schwerpunktpraxen. Die Produkte sind bedarfsdeckend bilanziert und ermöglichen eine gesunde Gewichtsreduktion ohne Jo-Jo-Effekt, das ist wissenschaftlich erwiesen.

Lassen Sie sich durch Ihre Ärztin oder Ihren Arzt und eine qualifizierte Ernährungsfachkraft beraten, ob proteinmodifiziertes Fasten für Sie der ideale Weg zu einem gesunden Gewicht ist. Entlasten Sie dadurch Ihre Gelenke entscheidend! Der hohe Proteingehalt und die optimale Zufuhr lebenswichtiger Aminosäuren wirken sich auch positiv auf Ihre Muskulatur aus und sie erhöhen den Trainingseffekt. Vor diesem Hintergrund kann für viele von Arthrose Betroffene eine zielgerichtete Ernährungstherapie auch mit Mahlzeitenersatz empfohlen werden.

Arthrose kurz zusammengefasst

- Arthrose ist die weltweit häufigste Gelenkerkrankung, die vorwiegend im Alter verbreitet auftritt und ab dem 80. Lebensjahr praktisch alle Menschen mehr oder weniger betrifft.
- Bis zum 55. Lebensjahr sind von Arthrose vor allem Männer betroffen. Im weiter fortgeschrittenen Alter tritt Arthrose häufiger bei Frauen als bei Männern auf.
- Arthrose-Merkmale sind Schädigung und Verlust von Gelenkknorpel und Knochenneubildung.

- Arthrose ist nicht heilbar. Die Veränderungen an Knorpel und Knochen können aber aufgehalten werden.
- Arthrose kann alle Gelenke befallen – besonders häufig Hüfte, Knie, Schulter, Finger und Füße.
- Arthrose äußert sich in Schmerzen und Steifheit der Gelenke, die sich bei Aktivität vermindert.
- Die Diagnose erfolgt insbesondere durch bildgebende Verfahren.
- Die Therapie besteht in einer gesunden Lebensführung mit Gewichtsnormalisierung und gezielter Bewegungstherapie. Dazu können auch physikalische Maßnahmen, Medikamente (Schmerzmittel, Cortison, muskelentspannende Mittel) und als letzter Schritt Operationen und Gelenkersatz gehören.
- Arthrose-Killer können und sollten die Therapie ergänzen und das Fortschreiten der Arthrose verlangsamen.

Die 50 besten Arthrose-Killer

Von Akupunktur bis Zink

Bauen Sie Arthrose-Killer so oft wie möglich in Ihren Alltag ein! Sie lindern u. a. Schmerzen und Entzündungen, stärken Muskeln und Knorpel.

1 Brokkoli

Verzehren Sie Ihrer Gesundheit zuliebe jeden Tag 3 Portionen (jeweils eine Handvoll) Gemüse und 2 Portionen Obst! Zusammen mit Grünkohl, Spinat und Mangold gehört Brokkoli zu den gesündesten Gemüsesorten und Lebensmitteln überhaupt. Er schmeckt nicht nur gut, sondern ist auch noch kalorienarm, dafür aber reich an Vitaminen, Mineralstoffen und sekundären Pflanzenstoffen. Brokkoli kann roh und gegart (gedünstet, gekocht, gebraten oder gebacken) genossen oder für Smoothies püriert werden.

Und: Er ist ein echter Arthrose-Killer, weil seine Inhaltsstoffe gegen Entzündungen und Oxidation wirken. Er enthält sehr viele Ballaststoffe – das hilft beim Abnehmen, da Ballaststoffe nachhaltig sättigen. Zudem ist Brokkoli ist reich an vielen lebenswichtigen

Vitaminen und Mineralstoffen wie den Vitaminen C (Seite 71) und K, B-Vitaminen, darunter insbesondere Folsäure, Betacarotin (Vitamin-A-Vorstufe), Kalzium (Seite 80), Magnesium und Eisen.

In wissenschaftlichen Studien konnte nachgewiesen werden, dass Brokkoli eine Arthrose der Hände, der Knie oder der Hüfte lindern und das Voranschreiten des Gelenkverschleißes verhindern kann. Auch die Auflösung der Gelenkknorpelschicht kann vermindert oder sogar verhindert werden. So konnten Wissenschaftler der US-amerikanischen University of East Anglia feststellen, dass Sulforaphan, ein schwefelhaltiger Inhaltsstoff von Brokkoli, die Zerstörung in den Gelenken verlangsamen kann. Sulforaphan blockiert Enzyme, die den Knorpel in den Gelenken angreifen und die auch Entzündungen verursachen.

2 Haferflocken

Haferflocken sind das gesündeste Getreide für Ihre Gelenke. Überhaupt darf der Gesundheitswert von Haferflocken nicht unterschätzt werden. Hafer senkt entscheidend den Cholesterinspiegel, fördert die Darmgesundheit, beugt Darmkrebs vor und baut ein gesundes Mikrobiom (Darmflora) auf. Zum Beispiel als morgendlicher Porridge genossen, sorgt Hafer für eine gute Sättigung. Er kann kalt oder warm genossen werden und ist gut zum gesunden Abnehmen geeignet.

Für die Gelenke ist Hafer auch deshalb sehr gesund, weil er reich an Zink (Seite 76) ist. Zink ist ein antioxidativ wirksames Spurenelement, das Entzündungen bekämpft. Damit das für den Körper nicht so gut verfügbare Zink aus dem Hafer besser verwertet werden kann, sollte man ihn garen, z. B. als Haferbrei bzw. Porridge. Neben Zink enthält Hafer auch reichlich Eisen, Kalzium (Seite 80) und Magnesium. Er ist aber auch reich an Ballaststoffen, zu denen das Beta-Glukan gehört, das sich in der Therapie von Diabetes mellitus Typ 2 bestens bewährt hat. Daher erhalten Diabetiker in vielen Diabeteskliniken und auf Diabetesstationen auch täglich Porridge oder Hafer-Müsli zum Frühstück.

Durch die in Hafer enthaltenen mehrfach ungesättigten Fettsäuren ist das Getreide in zweierlei Hinsicht entzündungshemmend und gelenkgesund. Ob die enthaltene Kieselsäure wirklich einen Einfluss auf den Knorpel hat, ist dagegen wissenschaftlich nicht eindeutig nachgewiesen. Darüber hinaus enthalten Haferflocken die Vitamine B_1 und B_6 sowie das antioxidative Vitamin E (Seite 73).

Von Arthrose Betroffenen ist es sehr zu empfehlen, täglich Hafer zu essen. Mehr Hafer für mehr Gelenkgesundheit lautet die Devise! Es spielt dabei keine Rolle, ob er in Form von Haferflocken oder Haferkörnern, die als Beilage wie Reis gekocht und serviert werden, oder als Haferbrot verzehrt wird.

Verwenden Sie möglich grobe bzw. kernige Haferflocken. Machen Sie den Porridge zu Ihrer Morgenroutine oder nehmen Sie in sich als gesunde Mittagsmahlzeit mit zur Arbeit. Dort können sie ihn kalt oder aufgewärmt essen. Auch Menschen mit Zöliakie können Hafer essen, weil dieser glutenfrei ist. Sie sollten allerdings den als glutenfrei angebotenen Hafer wählen, bei dem keine Gefahr besteht, dass er durch andere Getreidesorten mit geringen Mengen an Gluten verunreinigt ist.

KILLER-TIPP

Für den morgendlichen Porridge Haferflocken mit etwas Wasser aufkochen und kurz köcheln lassen. Mit etwas Limettensaft, wenig Bienenhonig und einem geriebenen aromatischen Apfel (z. B. Boskop) und etwas Vanillemark und Zimt verfeinern.

3 Soja

Sojabohnen sind – wie Linsen und Bohnen – Hülsenfrüchte. Aus ihnen lassen sich Tofu und Sojadrink (auch Sojamilch genannt) gewinnen. Im Gegensatz zu tierischen Eiweißträgern ist Soja frei von entzündungsfördernder Arachidonsäure. Sojaprotein hat im Vergleich mit verschiedenen anderen pflanzlichen Eiweißträgern eine hohe biologische Wertigkeit. Das heißt, es ist für die menschliche Ernährung besonders wertvoll, weil es die lebenswichtigen Eiweißbausteine in ausgewogener Menge enthält.

Einige Studien weisen nach, dass Sojaöl Arthrosebeschwerden zumindest kurzfristig lindern kann. In einer großen wissenschaftlichen Untersuchung zeigte sich, dass der Konsum von Sojadrink der Entstehung von Osteophyten entgegenwirken kann. Osteophyten sind Knochenauswüchse, die sich in abgenutzten, arthrotisch veränderten Gelenken oder auch zwischen zwei Wirbeln bilden können. Diese Auswüchse schränken die Beweglichkeit ein. Sie können zudem Druck auf Nerven und andere Weichteile ausüben, was zu Schmerzen und weiteren Schädigungen führt.

Alles in allem kann Menschen mit Arthrose empfohlen werden, Sojaöl zu verwenden, täglich Sojadrink zu trinken und Fleisch durch Sojaprodukte wie Tofu zu ersetzen.

4 Magerquark

Jedes Gramm weniger Gewicht entlastet arthrotisch veränderte Gelenke entscheidend. Die Gewichtsabnahme ist also ein wichtiger Arthrose-Killer.

Beim Abnehmen hilft eine ausreichende Eiweißzufuhr (Protein). Ein idealer Eiweißlieferant ist Magerquark, der mit reichlich Eiweiß einerseits die Sättigung erhöht und andererseits den Abbau von Muskulatur reduziert – umso mehr, wenn im Rahmen einer Gewichtsreduktion auch ein Trainingsprogramm durchgeführt wird. Wer abnehmen möchte, muss ausreichend Eiweiß essen! Besonders nach dem Sport benötigen die Muskeln Aminosäuren, die Bausteine der Proteine, zur Regeneration.

Magerquark ist vielseitig, preiswert und gerade für übergewichtige und für sportlich tätige Menschen bestens geeignet. Mit 500 g Magerquark decken Sie Ihren Eiweißbedarf für einen ganzen Tag. Weitere Vorteile: Magerquark ist kalorienarm und kann die Küche vielfältig bereichern, weil er sowohl für Desserts und Süßspeisen bestens geeignet ist als auch deftig serviert werden kann, nicht nur als Tzaziki. Zudem ist er für die (eis-)kalte und warme Küche gleichermaßen verwendbar. Auch zum Kochen und zum Backen hat Magerquark einiges zu bieten, z. B. im Käsekuchen. Und er ist reich an wichtigen anderen Nahrungsinhaltsstoffen, aber arm an Substanzen, die Entzündungen fördern. 100 g Magerquark enthalten nur 65 kcal, aber gut 13 g Eiweiß. Magerquark besteht zu rund 80 % aus Wasser.

Auch äußerlich hilft Magerquark bei Arthrose, zum Beispiel als kühlender Wickel (Seite 103) bei Gelenkschmerzen.

5 Harzer Käse/Handkäse

Harzer Käse, der auch als Handkäse bekannt ist, ist wie Magerquark (Seite 41) extrem fettarm und daher gut geeignet, die Kalorienzufuhr zu reduzieren. Gleichzeitig ist das enthaltene Protein von hoher biologischer Wertigkeit, d.h., es sind alle lebenswichtigen Eiweißbausteine enthalten. Der sehr hohe Eiweißgehalt fördert die nachhaltige Sättigung. Damit erleichtert Harzer Käse die bei Arthrose in sehr vielen Fällen erforderliche Gewichtsreduktion.

Harzer Käse kann je nach Reifegrad mild oder sehr aromatisch sein. Der Sauermilchkäse eignet sich als Brotbelag, als Ersatz für fetten Feta im Salat oder auch in der heißen Küche zum Überbacken.

Der Käse besteht zu 27 Prozent aus Eiweiß, keine Käsesorte enthält mehr. Daher ist er auch bei Fitnesssportlern so beliebt. Der gleichzeitig niedrige Fettgehalt von unter einem Prozent macht den würzig-deftigen Käse zu einem Kaloriensparer. 100 g enthalten gerade einmal 125 kcal. Zum Vergleich: Brie enthält mit fast 290 kcal mehr als doppelt so viel Energie.

KILLER-TIPP

Für Harzer bzw. Handkäs mit Musik 1 TL Weinbrandessig, 1 EL Rapsöl, je ½ fein gewürfelte kleine rote und weiße Zwiebel, 1 Msp. gehackten Kümmel, 1 Prise grobes Meersalz und etwas frisch gemahlenen weißen Pfeffer zu einer Marinade verrühren. 100 g Harzer Käse/Handkäse in dünne Scheiben schneiden und einige Stunden im Kühlschrank marinieren. Als Varianten können zusätzlich Schnittlauchröllchen, etwas Chili oder 1 TL gehackte Rosinen zugegeben werden.

Harzer ist auch reich an B-Vitaminen, Kalzium für die Knochen, Magnesium und Kalium.

Besonders lecker schmeckt Harzer Käse mit Kümmel. Handkäse mit Musik ist eine Spezialität in Niedersachsen und Hessen, genießen Sie ihn zusammen mit Hafer-Vollkornbrot.

6 Omega-3-Fettsäuren

Ärztinnen und Ärzte setzen in der Arthrose-Therapie medikamentös auf nichtsteroidale Antirheumatika (NSAR), also Schmerz- und Entzündungshemmer. Entzündungen können Sie aber auch mit Ihrer Ernährungsweise entscheidend verringern! Dafür müssen

Sie einerseits die Zufuhr von entzündungsfördernden Arachidonsäuren reduzieren und andererseits die Zufuhr von Omega-3-Fettsäuren erhöhen. Durch einen niedrigen Arachidonsäurespiegel im Blut und eine Steigerung der Omega-3-Fettsäuren-Zufuhr werden weniger entzündungsförderliche Stoffe gebildet.

Im Klartext heißt das, weniger fettreiche tierische Lebensmittel wie Butter, Sahne, Vollmilch, Eigelb, fettes Schweinefleisch, fette Wurst, fetten Käse, Innereien und Schmalz zu essen, denn diese enthalten reichlich Arachidonsäure. Keine oder nur wenig Arachidonsäure enthalten dagegen Gemüse, Obst, Nüsse, Soja und andere Hülsenfrüchte, Margarine und Pflanzenöle, Kräuter, Gewürze und Wasser.

Dafür dürfen und sollten Sie aber ausreichend Omega-3-Fettsäuren aufnehmen. Diese finden Sie in hochwertigen Pflanzenfetten wie beispielsweise Rapsöl (Seite 46), Walnuss- oder Leinöl sowie in Rapsölmargarine. Olivenöl ist aus meiner Sicht nicht empfehlenswert bei Arthrose. Es enthält relativ viele gesättigte Fettsäuren und ist arm an hochwertigen Omega-3-Fettsäuren, daher sind Raps- oder Leinöl vorzuziehen.

Nüsse sind reich an Omega-3-Fettsäuren. Am meisten davon enthalten Walnüsse, von denen Sie jeden Tag eine Handvoll essen sollten. Auch fetter Meeresfisch besitzt viele dieser Fettsäuren, daher wird empfohlen, an mindestens zwei, besser drei Tagen in der Woche je eine Portion (150 g) Wildlachs, Hering, Matjes oder

Makrele zu verzehren. Ziehen Sie Wildlachs dem Zuchtlachs vor, denn der Gehalt an Omega-3-Fettsäuren ist 3- bis 4-mal höher. Außerdem ist er reich an hochwertigem Protein, Vitamin D, Zink, Selen, Kalium, Eisen, Kalzium sowie Vitaminen der B-Gruppe. Neben den Effekten bei Arthrose und auch Rheuma fördert Wildlachs auch die Gesundheit von Herz und Gefäßen.

Omega-3-Fettsäuren sind aber nicht nur in bestimmten Fischsorten, sondern auch in Meeresalgen enthalten. Im Reformhaus und in der Apotheke gibt es entsprechende Präparate, die sich auch für Vegetarier und Veganer eignen. Von Arthrose Betroffene, die keinen Fisch essen möchten oder vertragen, können auch auf Fischölkapseln aus der Apotheke zurückgreifen.

KILLER-TIPP

Wildlachs sollte nicht scharf angebraten, frittiert oder mit Butter zubereitet werden. Optimal sind Dünsten, Kochen, Grillen oder Braten mit hochwertigem Öl (Rapsöl) bei milder Temperatur. Besonders gut schmeckt er mit Limettensaft und grobem Meersalz verfeinert und mit frischem Dill und weißem Pfeffer abgeschmeckt. Er eignet sich optimal zum Grillen und kann mit frisch geriebenem Meerrettich oder Wasabi verzehrt werden. Wildlachs kann abgekühlt auch in Salate gegeben werden oder als Brotbelag dienen.

Die Dosierung besprechen Sie in diesem Fall mit dem dortigen Fachpersonal oder mit einer qualifizierten Ernährungsfachkraft.

Übrigens sollten nicht nur von Arthrose Betroffene auf eine bessere Versorgung mit Omega-3-Fettsäuren achten, denn neben den guten Effekten auf die Gelenke haben diese auch weitere positive Gesundheitseffekte:
- Blutdrucksenkung,
- Triglyzeridsenkung,
- Cholesterinspiegelsenkung,
- Verhinderung von Thrombosen,
- bessere Funktion der Nervenzellen und des Gehirns.

7 Rapsöl

Für Menschen, die unter Arthrose leiden, spielt die Fettzufuhr eine entscheidende Rolle. Einerseits kann zu viel Fett – auch in Form von Öl – zu viele Kalorien liefern und Übergewicht fördern oder dazu führen, und ein erhöhtes Gewicht mit hohem Fettanteil belastet die Gelenke übermäßig. Bedenken Sie: 1 g Fett liefert 9 kcal und damit mehr als doppelt so viel Energie wie Kohlenhydrate und Proteine.

Fette und Öle können unterschiedliche Mengen an wichtigen Vitaminen (insbesondere Vitamin E, Seite 73) enthalten. Entscheidend für Gesundheit und Figur ist aber auch die Art der Fettsäuren, der Bausteine der Fette. Die wohl beste Zusammensetzung für von Arthrose Betroffene haben die schon genannten Fette Raps-, Lein- und Walnussöl. Olivenöl (Seite 44) ist meiner Ansicht nach nicht ideal bei Arthrose.

Rapsöl ist besonders gut, weil es im Gegensatz zu Lein- und Walnussöl für die kalte und die heiße Küche bestens geeignet ist. Es enthält wenig gesättigte Fettsäuren, die die Neigung zu Übergewicht fördern, die Blutgefäße und das Herz-Kreislauf-System belasten und Entzündungen befeuern. Rapsöl ist reich an ein- und mehrfach ungesättigten Fettsäuren und enthält entzündungshemmende Omega-3-Fettsäuren (Seite 43). Die meisten Öle enthalten diese wichtigen Fettsäuren nicht oder kaum. Auch seine Fettsäurenzusammensetzung ist sehr gut. Es enthält nur 9,2 Prozent gesättigte Fettsäuren, aber mehr als 50 Prozent ungesättigte Fettsäuren, darunter 8,6 Prozent der genannten Omega-3 Fettsäuren. Wenn Sie ein gutes Streichfett suchen, ist Rapsöl ebenso gut. Dafür gibt es im Lebensmittelhandel und dem Reformhaus Rapsölmargarine. Neben den wichtigen Fettsäuren ist Rapsöl auch reich an Vitamin E und Vitamin A.

8 Heilpflanzen

Klassische Arzneimittel, wie sie heute in jeder Apotheke erhältlich sind, gab es in der Antike und im Mittelalter nicht. Über Jahrhunderte waren es insbesondere Heilkräuter, mit denen Beschwerden und Krankheiten behandelt wurden. Bis heute haben

Heilkräuter in der medizinischen Behandlung ihren Platz.

Mit Heilpflanzen und der Heilpflanzenkunde (Phytotherapie) kennen sich nicht nur Heilpraktikerinnen und -praktiker aus. Auch in der Apotheke erhalten Sie nicht nur die besten pflanzlichen Heilmittel, sondern ebenfalls hervorragende Beratung. Das Fachpersonal dort kennt sich bestens mit Pflanzenheilkunde aus, mischt Heilpflanzentees und stellt für Sie auch Salben und andere Präparate her. Zudem hat immer mehr medizinisches Personal die Phytotherapie in seinem Behandlungsspektrum. Fachärztinnen und -ärzte für Naturheilkunde sind natürlich noch besser qualifiziert in diesem Bereich.

Die Naturapotheke enthält viele Pflanzen, die bei Arthrose helfen können. Das Spektrum reicht von der Kühlung erwärmter Gelenke über die Schmerzlinderung durch Tees bis zur Entzündungshemmung. Lassen Sie sich beraten.

Viele Heilpflanzen sind effektive Arthrose-Killer.
Zu den pflanzlichen Entzündungshemmern, die ein ganz wichtiger Bestandteil der Arthrose-Therapie sein können, gehören Hagebuttenpulver (Seite 56), Brennnesselkraut (Seite 63), Ingwer (Seite 51), die Blätter der Schwarzen Johannisbeere und Kurkumapulver (Seite 49), die eingenommen oder als Tee aufgegossen und getrunken werden. Für die äußerliche Anwendung bieten sich kühlendes Pfefferminzöl, Spanischer-Pfeffer-Extrakt sowie Arnika- (Seite 62)

und Beinwelltinktur an. Ein akuter Arthroseschub kann mit Weidenrindenextrakt (Seite 61) gelindert werden. Grundsätzlich ist die Einnahme von Teufelskrallenextrakt (Seite 60) sehr effektiv in der Linderung chronischer Arthrosebeschwerden.

9 Kurkuma

Kurkuma (*Curcuma longa*), auch als Gelbwurz, gelber Ingwer oder Safranwurzeln bekannt, ist ein Ingwergewächs. Die Rhizome (unterirdische Knollen) sind intensiv gelb und werden frisch oder getrocknet verwendet.

Kurkuma ist ein Gewürz mit heilenden Kräften, das auch bei Arthrose sehr wirksam ist. Produkte aus Kurkuma werden neuerdings fast als Allheilmittel beworben – kein Wunder, denn als überteuertes Kapselprodukt angeboten, verspricht es den Produzenten hohe Gewinne. Doch wir brauchen nicht für alle Heilkräuter oder Gewürze Kapseln, Tropfen oder Tabletten. Gewürze können ebenso Bestandteil einer gesunden Küche sein und bereichern diese sogar noch geschmacklich.

Der wichtigste Inhaltsstoff von *Curcuma longa* ist das Curcumin. Das Pulver selbst enthält rund 5 Prozent Curcumin. Kurkuma ist außerdem ein wichtiger Bestandteil des Currygewürzes. Wissenschaftliche Studien weisen Curcumin eine entzündungshemmende Wirkung nach und können auch spezifische

KILLER-TIPP

Für »Goldene Milch« 300 ml Mandel- oder Sojadrink, 1 EL Kurkumapulver, 1 kleines Stück Ingwer, ¼ TL frisch gemahlenen schwarzen Pfeffer, ¼ TL Zimt, ½ TL Kokosöl, 1 Prise frisch gemahlene Muskatnuss und 1 EL Agavendicksaft verrühren und kalt oder warm genießen.

Wirkungen bei Arthrose feststellen. Die Beweglichkeit wird gefördert und die Schmerzen gelindert. In Studien kann 1 g Curcumin sogar das Schmerzmittel Diclofenac ersetzen. Curcumin bekämpft Schmerzen also sehr effektiv.

Schon allein das macht Kurkuma zu einem hervorragenden Arthrose-Killer, den Sie täglich als Zutat sowohl in der kalten als auch der warmen Küche verwenden können. Ein halber Teelöffel täglich sollte es schon sein, um Effekte zu erzielen.

Wie lässt Kurkuma sich einsetzen? Sie ist ein hervorragendes und sehr vielseitiges Gewürz, das besonders gut zu Risotto, Obstsalaten, Salatdressings, Gemüse wie gebratenen Auberginen, zu Saucen, Couscous, Kartoffelgerichten, Naan-Brot oder Currygerichten passt. Ein toller Tipp ist auch die ayurvedische »Goldene Milch«, die Sie täglich genießen können.

10 Ingwer

Ingwer ist nicht nur bei einer Erkältung als Tee oder zum Würzen von Speisen hilfreich – er ist eine wahre Superknolle und seine Einsatzmöglichkeiten sind sehr vielseitig. In Asien wird Ingwer seit jeher als Heilpflanze angesehen und als Schmerzmittel eingesetzt. Das liegt an den vielen wertvollen Inhaltsstoffen: Die kleine Knolle ist reich an ätherischen Ölen und Scharfstoffen, wie beispielsweise Gingerolen, die für den unverkennbaren Geschmack des Ingwers verantwortlich sind.

Ingwer wirkt entzündungshemmend, wärmend und regt die Darmtätigkeit an. Die Wirksamkeit von Ingwer gegen einige Viren konnte im klinischen Versuch bestätigt werden. Eine Metaanalyse, die verschiedene Studien zum Thema Ingwer und Arthrose zusammenfasst, bestätigt, dass Ingwer bei der Behandlung und Therapie von Arthrose sinnvoll und wirksam ist. Das liegt an den Inhaltsstoffen des Ingwers, die laut präklinischer Untersuchungen das Enzym Cyclooxygenase (COX-2) hemmen. Dieses Enzym initiiert die Bildung von entzündungsfördernden Botenstoffen im Körper, dazu gehören die sogenannten Prostaglandine. In den Studien wurde den Probandinnen und Probanden täglich 500 bis 1000 mg Ingwer gegeben. Nach 3 bis 12 Wochen berichteten sie über eine signifikante Reduktion der Schmerzen unter der Ingwertherapie. Zusätzlich dazu hat sich die Bewegungsfreiheit vergrößert. Bis auf die Tatsache, dass manche den

KILLER-TIPP

Für einen Ingwer-Shot den frisch gepressten Saft von 1 Orange und 1 Grapefruit mit ½ TL gemahlener Kurkuma, 1 TL flüssigem Honig und 5 g frisch geriebenem Ingwer mixen. Nach Wunsch die kleinen Stückchen abseihen.

Geschmack nicht mochten und in einigen Fällen Magenprobleme auftauchten, konnten keine schwerwiegenden Nebenwirkungen beobachtet werden.

Wer also ein Fan von Ingwer ist, kann hier beherzt zugreifen. Ingwer kann als Tee oder Gewürz in der eigenen Küche eingesetzt werden. Wer möchte, kann sich in der Apotheke auch ein standardisiertes Ingwerpräparat besorgen.

11 Heilsames Trio: Muskat, Koriander, Kreuzkümmel

Gewürze sind oft wirksame Heilmittel, das zeigt auch die Tatsache, dass Gewürze und Kräuter bis Mitte des zwanzigsten Jahrhunderts in erster Linie in Apotheken verkauft wurden und sie in der Antike und im Mittelalter häufig als ärztliche Therapie eingesetzt wurden.

Die Kombination aus den bekannten Küchengewürzen Muskat, Koriander und Kreuzkümmel hat sich in der Arthrose-Therapie bestens bewährt. In diesem Fall macht es die Mischung der drei Gewürze, die sich übrigens auch geschmacklich reizvoll ergänzen. Das Trio eignet sich zum Beispiel für orientalisch inspirierte Gerichte. Als fertige Gewürzmischung erhalten Sie die drei Gewürze auch in der Apotheke.

Die Gewürze wirken in der Kombination nicht nur durchblutungsfördernd, sondern auch entzündungshemmend. Bei Arthrose bedeutet vor allem die Durchblutungsförderung der Gelenkschleimhaut eine Wohltat für die Gelenke.

Wissenschaftliche Studien zeigen, dass die Kombination der drei Gewürze bei 80 Prozent der von Arthrose betroffenen Menschen eine deutliche Linderung der Beschwerden bewirkt. Achten Sie beim Kauf der Gewürze auf eine hohe Qualität und bewahren Sie diese

KILLER-TIPP

Essen Sie morgens, mittags und abends je einen kleinen Becher (100 bis 150 g) Naturjoghurt (0,1 % Fett) mit jeweils einer frisch gemahlenen Prise Muskatnuss, Koriander und Kreuzkümmel. Sie können die Mischung mit einem Schuss Limettensaft und einem Teelöffel Leinöl noch leckerer und effektiver machen.

kühl und dunkel auf. Eine lange Lagerdauer vermindert die Effektivität als Arthrose-Killer, ersetzen Sie die Gewürze daher regelmäßig.

12 Borretschsamen

Borretsch (*Borago officinalis*) gehört zu den Heilpflanzen, die nicht nur bei Naturheilverfahren und heilpraktischen Behandlungen häufig gegen Erkrankungen des rheumatischen Formenkreises sowie Arthrosen erfolgreich eingesetzt werden. Borretschsamen besitzen fast die gleiche Wirkung wie die klassischen Schmerzmittel Ibuprofen oder Diclofenac, haben im Gegensatz zu Schmerzmitteln aber praktisch keine Nebenwirkungen. Auch daher ist es sinnvoll, Heilkräuter oder Gewürze für die ergänzende Behandlung von Arthrose einzusetzen.

Das in Borretschsamen enthaltene Öl ist reich an Gamma-Linolensäure. Borretschsamen enthalten rund 30 Prozent Fett, das wiederum mit fast 30 Prozent den höchsten Gehalt an Gamma-Linolensäure hat. Keine andere Pflanze und kein anderer Samen enthält mehr davon. Gamma-Linolensäure wirkt gegen Entzündungen, deshalb sollten entzündliche Formen von Arthrose mit diesen ungesättigten Fettsäuren behandelt werden. Gamma-Linolensäure ist zudem immunstärkend und krampflösend bei Regelschmerzen und in den Wechseljahren.

KILLER-TIPP

Ziehen Sie Ihre eigenen Borretschpflanzen! Das auch als Gurkenkraut bezeichnete Kraut ist sehr genügsam und kann im Garten oder Blumenkasten in sonniger Lage angebaut werden. Das Kraut schmeckt z. B. in Salaten und Gurkengerichten sehr gut. Seine Blüten sind außerdem bei Bienen und Hummeln sehr beliebt.

Borretschsamen erhalten Sie in der Apotheke oder dem Reformhaus. Lassen Sie sich dort beraten, bevor Sie die Samen einnehmen.

In Borretsch und seinen Samen stecken viele verschiedene Inhaltsstoffe, die sich sehr positiv auf die Gesundheit auswirken können. Neben Gamma-Linolensäure sind das ätherische Öle, Saponine (sekundäre Pflanzenstoffe), Mineralstoffe, insbesondere Kalzium und Vitamine, insbesondere Vitamin C.

13 Pinienrindenextrakt

In kleineren Studien konnte gezeigt werden, dass ein Konzentrat aus der Rinde der französischen See-Kiefer, eines Baums, der in Südwestfrankreich wächst und zur Gattung der Kiefern (*Pinus*) gehört, wirksam gegen Arthrose ist. In diesem Extrakt sind Procyanidine enthalten, die freie Radikale – Sauerstoffverbindungen, die zum vorzeitigen Altern des Gelenkknorpels und zu Gelenkverschleiß führen können – unschädlich machen können.

In drei Studien wurde der Pinienrindenextrakt über drei Monate an insgesamt fast 270 Probandinnen und Probanden getestet. Eine Gruppe erhielt das Konzentrat, die andere ein Scheinmedikament (Placebo). Es zeigte sich, dass bei einigen Studienteilnehmerinnen und -teilnehmern die Beweglichkeit verbessert und der Verbrauch von Schmerzmitteln sowie die Schmerzproblematik reduziert werden konnten. Einheitlich waren die Ergebnisse allerdings nicht, daher empfehlen die Forschenden weitere Studien.

Grundsätzlich erscheint der Versuch mit dem praktisch nebenwirkungsfreien Konzentrat angezeigt. Pinienrindenextrakt ist auch reich an wertvollen Vitaminen (A, B_6, C und D_3). Damit wirkt sich das Konzentrat auch dadurch positiv aus.

14 Hagebutten

Der Einsatz von Hagebutten und Hagebutten-Konzentraten wird bereits über viele Jahre in fachärztlichen und naturheilkundlichen Kreisen zur Bekämpfung von Arthrose empfohlen. Eine Vielzahl wissenschaftlicher Studien und Untersuchungen belegen, dass in der Hagebutte viele effektive Arthrose-Killer stecken.

Hagebutten enthalten Substanzen wie Galaktolipide, die den entzündlichen Prozessen bei Arthrose entgegenwirken. Der Name lässt an kleine Superhelden direkt aus dem All denken – und tatsächlich sind Galaktolipide wahre Superhelden für unseren Körper. Insbesondere bei entzündlichen Erkrankungen wie Arthrose können sie eine Besserung bewirken. Studien beweisen sogar, dass hochwertige Hagebuttenprodukte (bio, ungesüßt und zusatzstofffrei) ähnlich gegen Entzündungen wirken können wie nichtsteroidale Antirheumatika (NSAR). Deren Inhaltsstoffe schützen den Gelenkknorpel und wirken direkt gegen den Verschleiß des Knorpels. Im Vergleich zu diesen Arzneimitteln haben Hagebutten aber keine schädlichen Nebenwirkungen.

In einer wissenschaftlichen Studie, die in Berlin und Kopenhagen durchgeführt wurde, konnte eine Verbesserung bei Arthrose festgestellt werden. Die Patientinnen und Patienten berichteten nach sechsmonatiger Einnahme von täglich 5 g Hagebuttenpulver von einer Verbesserung der Schmerzen und zusätzlich mehr Beweglichkeit in den Gelenken.

KILLER-TIPP

Wer die benötigte Zeit und auch Muße hat, kann Hagebuttenpulver auch zu Hause selbst herstellen. Dazu die selbst geernteten Hagebutten halbieren, einige Tage an der Luft trocknen und mithilfe einer Mühle oder eines Mixers mahlen.

Optimal ist die Wirkung in Verbindung mit Kollagenpeptiden (Seite 68). In einer Studie konnte mit der Kombination aus Kollagenpeptiden und Hagebuttenextrakt ein synergistischer Effekt erzielt werden. Diese besonders effektive Kombination führte zu einer deutlichen Stimulation des Aufbaus von Gelenk-Chondrozyten. In dieser Studie konnte ebenfalls nachgewiesen werden, dass die Biosynthese von für die Gelenke wichtigen Stoffen wie Typ-II-Kollagen- und Aggrecan um 45 Prozent erhöht wird.

Hagebutten können getrocknet als Tee aufgegossen und getrunken oder sogar als Suppe zubereitet werden. Wer eher einen süßen Zahn hat, kann frische Hagebutten auch zu Konfitüre verarbeiten und sie so länger haltbar machen. Wer aber nicht jeden Tag Hagebutten in Form von Säften, Konfitüren oder anderen Produkten aus dem Reformhaus, der Apotheke oder dem Bioladen essen möchte, kann auch auf spezielle Präparate aus der Apotheke wie beispielsweise CH-Alpha® PLUS zurückgreifen.

15 Weihrauch

Die Heiligen Drei Könige brachten kostbare Geschenke mit – darunter auch Weihrauch. In der traditionellen indischen Medizin, dem Ayurveda, wird Weihrauch schon seit langer Zeit als Wirkstoff bei entzündlichen Erkrankungen wie etwa Arthrose eingesetzt. Aus diesem Grund stammen die meisten der bisher dazu durchgeführten wissenschaftlichen Studien aus

Indien. Diese konnten zeigen, dass bestimmte Weihrauch-Spezialextrakte Schmerzen lindern und eine funktionsverbessernde Wirkung haben.

Eine indische Studie aus dem Jahr 2008 untersuchte die Wirkung von Weihrauch in Form von Boswellia-serrata-Extrakt bei von Kniearthrose Betroffenen. Nach acht Wochen berichteten die Personen von weniger Schmerzen im Knie, einer größeren Beweglichkeit im Gelenk und einer längeren Strecke, die sie zu gehen imstande waren. Außerdem verringerten sich die Schwellungen in den Knien.

Besonders ein Stoff im Weihrauch scheint ein wahres Wundermittel im Kampf gegen Entzündungen zu sein: die Boswelliasäure. Einer aktuellen Studie aus Jena zufolge kann dieser Wunderstoff die Wirkung von 5-Lipoxygenase umkehren, die entzündungsfördernde Stoffe produziert. Die aus dem Weihrauch stammende Boswelliasäure dagegen produziert entzündungsauflösende Stoffe. Sie macht Weihrauch zu einem Gamechanger in Bezug auf Arthrose.

Im europäischen Raum ist Weihrauch bisher als Nahrungsergänzungsmittel oder homöopathisches Arzneimittel erhältlich. Weihrauch kann allerdings mit anderen Medikamenten interagieren, weshalb die Einnahme immer mit einer Ärztin, einem Arzt, einem Apotheker oder einer Apothekerin besprochen werden sollte.

16 Teufelskralle

Auf dem afrikanischen Kontinent ist die positive Wirkung der Teufelskralle (*Harpagophytum procumbens*) schon lange bekannt. Sie wird dort als natürliches Schmerzmittel und zur Linderung von Entzündungen im Körper sehr geschätzt. Diese Eigenschaften der Teufelskralle sind mittlerweile auch in Europa bekannt und das Kraut hat Einzug in die mitteleuropäische Naturheilkunde gehalten.

Für die antientzündliche Wirkung ist vor allem der Wirkstoff Harpagosid verantwortlich. In einer Studie zeigten Präparate mit einem Mindestanteil von 50 mg Harpagosid eine generell bessere Wirkung mit klareren wissenschaftlichen Beweisen als andere Präparate mit niedrigerer Dosierung. Achten Sie daher auf diese Mindestmenge an Harpagosid.

Die European Scientific Cooperative on Phytotherapy (ESCOP) empfiehlt die Einnahme der Präparate über einen Zeitraum von mindestens 3 Monaten, um einen positiven Nutzen zu erreichen. Da bislang keine schwerwiegenden Nebenwirkungen beobachtet werden konnten, gilt die Einnahme der Teufelskralle als risikoarm. Sie empfiehlt sich auch über einen längeren Zeitraum, damit sich wünschenswerte Veränderungen bemerkbar machen.

Die Teufelskralle besitzt nicht nur einen entzündungshemmenden Effekt, sondern lindert auch Schmerzen. Präparate aus der Teufelskralle können daher nicht nur bei rheumatischen Beschwerden Abhilfe verschaffe, sondern sie vermindern auch Rücken-, Nacken- und Muskelschmerzen.

17 Weidenrinde

Die Weidenrinde wird in der Volksheilkunde bereits seit Jahrhunderten eingesetzt. Sie ist eines der ältesten uns bekannten natürlichen Heilmittel. Weidenrinde wirkt als natürliches Schmerzmittel und wird beispielsweise bei Kopf- und Zahnschmerzen sowie bei grippalen Infekten angewendet. Auch zur äußerlichen Anwendung ist sie geeignet, beispielsweise bei der Behandlung von Hühneraugen und schlecht heilenden Wunden.

Die heilenden Wirkstoffe der Weidenrinde sind die sogenannten Salicylate, die vor allem in den jungen Zweigen enthalten sind. Diese Salicylate werden in unserem Körper in Salicylsäure umgewandelt und wirken ähnlich wie Aspirin und andere der gängigsten Schmerzmittel, die den Wirkstoff Acetylsalicylsäure enthalten.

Salicylate lindern Schmerzen, senken Fieber und besitzen zudem eine entzündungshemmende Wirkung – das macht die Weidenrinde auch zu einem Arthrose-Killer. Der Wirkstoff vermindert nicht nur die mit der Erkrankung einhergehenden Schmerzen, sondern bekämpft gleichzeitig die Entzündung in den Gelenken.

Die Einnahme sollte auf jeden Fall mit einer ärztlichen Fachperson abgesprochen werden, da es zu Wechselwirkungen mit anderen Medikamenten kommen kann. Außerdem spielt die Dosierung eine entscheidende Rolle. Ist die Dosis zu gering, machen sich keine Veränderungen bemerkbar. Ist sie zu hoch, kann es zu Nebenwirkungen wie Magen-Darm-Beschwerden kommen.

Sie können Weiderinde als Tee konsumieren oder haben in der Apotheke die Wahl zwischen Fertigpräparaten in Form von Tabletten, Kapseln oder Tropfen.

18 Arnika

Arnika (*Arnica montana*) gehört zu den bekanntesten Heilpflanzen. Die Pflanze wächst im Gebirge und steht unter Naturschutz. Die echte Arnika, auch Bergwohlverleih genannt, wurde im Jahr 2001 zur Arzneipflanze des Jahres gewählt. Die Tinktur wird aus den Blüten der Pflanze gewonnen und ihre entsprechend gegen Entzündungen wirksamen Inhaltsstoffe heißen Sesquiterpenlactone.

Arnika ist nicht nur in der Behandlung von Rheuma wirksam, sondern hat sich auch bei Arthrose und Arthritis bestens bewährt. In Studien konnte gezeigt werden, dass Arnika und ihre Inhaltsstoffe bei Arthrose ähnlich wirken wie Kortisonpräparate – aber ohne die bedenklichen Nebenwirkungen, die bei einer langfristigen Kortisontherapie fast immer zu erwarten sind.

Arnika ist in der Lage, Entzündungsprozesse effektiv einzudämmen und Schmerzen zu lindern. Die Wirkungen von Arnika sind vielfältig. Sie wirkt

- schmerzhemmend bei Entzündungen,
- entzündungshemmend,
- bakterienhemmend,
- durchblutungsfördernd,
- pilzhemmend.

Arnika greift damit auf vielfältige Weise in die Krankheitsprozesse bei Arthrose ein. Die Pflanzen kann als Tee eingenommen werden, hilft aber auch in der äußeren Anwendung an den von Arthrose betroffenen Gelenken. In einer wissenschaftlichen Studie mit von Arthrose Betroffenen, bei denen sich die Erkrankung in der Hand äußerte, konnte Arnika die Schmerzen ebenso gut wie Ibuprofen bekämpfen.

Lassen Sie sich vor der Verwendung von Arnikapräparaten wie Tinktur, Salbe oder Roll-on-Präparaten in der Apotheke beraten.

19 Brennnesseln

Wer hat in der Kindheit nicht schon unangenehme Begegnungen mit Brennnesseln gehabt? Die Pflanze, die bei Berührung brennende Quaddeln verursacht, hat aber auch in Küche und Medizin große Bedeutung. Genauer gesagt ist es die Große Brennnessel (*Urtica dioica*), die als Lebensmittel und Heilpflanze dient. Die jungen Pflanzen eignen sich als Gemüse, das wie

Spinat zubereitet werden kann und ähnlich schmeckt, aber etwas säuerlicher und aromatischer ist, und entsprechend vorbereitet sogar für Salate. Und in der Pflanzenheilkunde wird die Brennnessel z.B. bei Arthrose eingesetzt.

Das Gift der Brennnessel besteht aus verschiedenen Substanzen wie Histamin, Acetylcholin und Serotonin. Die beiden letztgenannten lindern Schmerzen und fördern die Durchblutung in den Gelenken.

Brennnesseln sind reich an Vitaminen und Mineralstoffen. Dazu gehören insbesondere die Vitamine A und C (Seite 71) sowie Magnesium, Kalzium (Seite 80) und Silizium. Ihre ungesättigten Fettsäuren und die Substanz Caffeoylchinasäure hemmen die Bildung von Entzündungsbotenstoffen (Entzündungsmediatoren; Prostaglandinen) und die enthaltenen

KILLER-TIPP

Für selbstgemachten Brennnesseltee können Sie frische junge Brennnesseltriebe selber ernten (am besten mit Handschuhen!). Wählen Sie aber Stellen aus, die nicht direkt an der Straße oder an Wegen liegen, damit die Pflanzen nicht verunreinigt sind. Die frischen Blätter können Sie direkt mit heißem Wasser aufgießen oder zu Sträußen gebunden kopfüber hängend trocknen lassen.

Flavonoide fangen schädigende freie Radikale ab. Damit sind Brennnesseln gute Arthrose-Killer.

Wissenschaftliche Studien weisen nach, dass Brennnesselsäfte und -tees sowie -extrakte bei Arthrose helfen können. Eine Studie an 706 Arthrose-Betroffenen zeigt, dass ein Extrakt aus Brennnesselblättern den Arthroseschmerz reduziert und die Gelenkfunktion verbessert. Zudem konnte bei den Studienteilnehmern der Bedarf an NSAR (nichtsteroidale Antirheumatika) reduziert oder sogar teilweise ganz darauf verzichtet werden.

Brennnesseltee erhalten Sie im Reformhaus und Extrakte in der Apotheke. Lassen Sie sich vor der Einnahme in der Apotheke beraten.

20 Probiotika

Probiotika sind Mikroorganismen, die einen wichtigen Bestandteil des Mikrobioms (Darmflora) ausmachen. Sie sind wichtig für unser Immunsystem, fördern die Abwehrkräfte, schützen vor Krebserkrankungen und können sogar gegen Depressionen wirken.

Es gibt sehr viele Studien zur Wirkung von Probiotika. Eine davon weist nach, dass das Mikrobiom die Entstehung von Arthrose begünstigen kann. In dieser Studie konnte gezeigt werden, wie die typisch westliche, meist fettreiche Ernährung das Mikrobiom verändert, systemische (den ganzen Körper betreffende)

Entzündungsprozesse auslöst oder verstärkt und auf diese Weise zur Zerstörung der Gelenke beiträgt bzw. diese beschleunigt.

Bei Arthrose ist oftmals das Immunsystem fehlreguliert und greift den Gelenkknorpel an. Auch das Mikrobiom ist verändert. Probiotika machen das Mikrobiom wieder »gesund«, stimulieren das Immunsystem und verhindern den Abbau des Gelenkknorpels. Zudem haben Probiotika einen entzündungshemmenden Effekt.

Probiotische Lebensmittel sind:

- Naturjoghurt, Kefir und weitere probiotische Milchprodukte,
- frisches Sauerkraut,
- Brottrunk,
- probiotische Spezialprodukte aus der Apotheke.

Im Tierversuch zeigt sich, dass durch ein gestörtes Mikrobiom Entzündungsprozesse und eine Schädigung der Gelenke gefördert wird. In einer Studie war der Knorpel bei Versuchstieren bereits nach drei Monaten vollständig verschwunden.

Um das Mikrobiom positiv zu verändern, sollten von Arthrose Betroffene täglich probiotische Lebensmittel aufnehmen. Die zusätzliche Aufnahme von Präbiotika ist ebenfalls wichtig. Präbiotika sind die Nahrung, die Probiotika benötigen. Zu ihnen gehören Pektine und andere Ballaststoffe, die beispielsweise in Äpfeln reichlich vorhanden sind. Ein Naturjoghurt mit frisch geriebenem Apfel ist also ideal für das Mikrobiom und gegen Arthrose.

21 Gelatine

Gelatine wird aus dem Bindegewebe von Schweinen, Rindern und Fischen gewonnen und ist mehr als nur ein Verdickungsmittel. Sie gehört zu den Arthrose-Killern, denn sie unterstützt die Behandlung von Arthrose. Der Effekt ist besonders gut, wenn die Gelatine täglich aufgenommen wird und sich die Arthrose im Anfangsstadium befindet.

Noch effektiver wirken aber Kollagenpeptide (Seite 68). Sicher ist, dass sich die Wirkung von Gelatine, insbesondere von Kollagenpeptiden, in der Kombination mit Hagebutten (Seite 56) deutlich erhöht. Daher sollten Gelatine bzw. Kollagenpeptide immer mit Hagebutten kombiniert werden.

KILLER-TIPP

Lösen Sie einfach etwas gemahlene Gelatine aus dem Lebensmittelhandel in etwas heißem Saft auf und vermischen Sie diese Lösung mit einem großen Glas kaltem Fruchtsaft. Trinken Sie den Drink sofort, bevor die Gelatine ihn andicken kann.

Auch wenn Gelatine Arthrose nicht heilen kann, ist es sinnvoll, sie regelmäßig in den Speiseplan einzubauen, und zwar täglich. Andernfalls ist der Effekt nach Studienlage nicht ausreichend. Eine Studie der Universität Kiel konnte nachweisen, dass durch den Konsum von Gelatine eine Anhäufung des Wirkstoffs im Gelenkknorpel möglich ist. Wenn die Arthrose fortgeschritten ist, hat Gelatine allerdings keinen Effekt mehr, da der Knorpel dann nicht mehr unterstützt werden kann.

Wenn Sie täglich Gelatine aufnehmen möchten, brauchen Sie keine Kapseln oder Präparate. Sie können sich selbst einen Drink aus handelsüblicher Speisegelatine anrühren. Andere Verdickungsmittel wie Agar-Agar oder Speisestärke haben nicht den Effekt von Gelatine, daher müssen Veganer und Vegetarier auf deren Wirkung verzichten.

22 Kollagenpeptide

Seit vielen Jahrzehnten gilt Gelatine (Seite 67) als Geheimtipp gegen Gelenkveränderungen wie Arthrose. Wissenschaftliche Studien zeigen jedoch, dass Kollagenpeptide der Gelatine noch überlegen sind.

In einer wissenschaftlichen Studie mit 30 Probanden konnte mittels Magnet-Resonanz-Tomographie (MRT) nachgewiesen werden, dass die 24-wöchige Einnahme von Kollagenpeptiden eine deutlich höhere Zunahme der Proteoglykan-Konzentration als Grundsubstanz der Knorpelmasse bewirken kann als ein Scheinmedikament (Placebo). In einer weiteren klinischen Studie zeigte sich, dass die tägliche Einnahme von 5 g Kollagenpeptiden über einen Zeitraum von 5 Wochen zu einer deutlich stärkeren Abnahme der Schmerzen während des Sports sowie auch in Ruhe führt, verglichen mit der Wirkung eines Placebos. Und schließlich konnte in einer besonders hochwertigen Untersuchung eindrucksvoll nachgewiesen werden, insbesondere bei den deutschen Teilnehmern, dass es unter einer Kollagenpeptid-Therapie zu einer statistisch signifikanten Schmerzreduktion und verbesserten Mobilität kommt. In dieser Studie erhielten 389 Patienten mit diagnostizierter Gonarthrose 24 Wochen lang entweder Kollagenpeptide oder ein Placebo. Auch in der subjektiven Beurteilung durch die Patientinnen und Patienten zeigte sich eine signifikante Besserung.

Ich empfehle meinen Patientinnen und Patienten die Einnahme freiverkäuflicher Präparate aus der Apotheke wie beispielsweise CH-Alpha® PLUS.

23 Glucosamin

Unsere Gelenke verbinden zwei Knochen wie ein Scharnier. Damit diese nicht ständig aneinanderreiben, sich abnutzen und schmerzen, befindet sich zwischen den Gelenkknochen eine Knorpelschicht, die sich wie ein Schutzmantel um das Gelenk schmiegt. Sie besteht unter anderem aus der natürlich vorkommenden Verbindung Glucosamin.

Glucosamin setzt sich aus einem Zuckerteilchen und einem Eiweißteilchen zusammen. Es fördert vor allem die Elastizität und sorgt dafür, dass Stöße und Belastungen abgefangen werden können. Die Einnahme von Glucosamin kann daher zur Aufrechterhaltung der Knorpelmasse beitragen. Eine gesunde Knorpelmasse schützt die Gelenke und sorgt für weniger Abnutzung. Glucosamin ist, wenn man so möchte, ein Reparaturset für die Knorpel.

Bei Diabetes mellitus und Leberschäden sollten Glucosamine jedoch nicht als Nahrungsergänzung eingenommen werden. Es kann auch zu Wechselwirkungen mit anderen Medikamenten kommen. Besprechen Sie deshalb mit Ihrer Ärztin oder Ihrem Arzt, ob die regelmäßige Einnahme für Sie geeignet ist.

24 Methylsulfonylmethan (MSM)

Schwefel ist ein Bestandteil des Gelenkknorpels. Wird dem eigenen Körper nicht ausreichend Schwefel über die Nahrung zugeführt, fehlt dem Gelenkknorpel ein wichtiger Bestandteil.

Die Schwefelverbindung Methylsulfonylmethan, auch MSM genannt, kann dann helfen. MSM ist rezeptfrei als Nahrungsergänzungsmittel erhältlich. Die wissenschaftliche Sachlage ist allerdings noch nicht eindeutig geklärt. Einige Studien konnten von einer Verbesserung der Schmerzen und auch mehr Bewegungsfreiheit bei Betroffenen berichten, die nach mehreren Wochen der Einnahme von MSM beobachtet werden konnten.

MSM wird gut vertragen und kann nicht nur bei Arthritis, sondern auch bei anderen entzündlichen Erkrankungen helfen und die Leistungsfähigkeit steigern. Auch die US-amerikanische Behörde für Lebens- und Arzneimittel (Food and Drug Administration, FDA) erklärt MSM als sicher bei einer Dosierung von unter 4,8 g pro Tag. Lassen Sie sich dazu am besten in der Apotheke beraten.

25 Vitamin C

Vitamin C ist das bekannteste Vitamin. Es beugt Oxidationsprozessen vor und ist damit wichtig bei der Abwehr von freien Radikalen.

Vitamin C spielt im Rahmen einer Arthrose eine besonders große Rolle, denn dabei kommt es verstärkt zur Oxidation und es werden übermäßig viele freie Radikale gebildet. Menschen, die unter Arthrose leiden, brauchen also mehr Vitamin C als gesunde Menschen und eine ausreichende Zufuhr ist besonders wichtig. Weil das Vitamin weder vom Körper selbst hergestellt noch im menschlichen Organismus gespeichert werden kann, ist die tägliche Zufuhr erforderlich. Allgemein gilt die Empfehlung, jeden Tag 5 Portionen Gemüse und Obst zu verzehren. Eine Portion ist jeweils eine Handvoll. Damit wird ausreichend

Vitamin C aufgenommen, was auch für von Arthrose betroffene Menschen gilt.

Vitamin C ist sehr empfindlich. Durch Hitze (beispielsweise beim Kochen oder anderen mit Hitze verbundenen Zubereitungsmethoden), Sauerstoff und Wasser kann es zerstört oder ausgewaschen werden.

Vitamin C wirkt mehrfach als Arthrose-Killer. Dazu gehört auch seine regenerative Wirkung auf das Anti-Arthrose-Vitamin E (Seite 73). Zudem hilft Vitamin C gegen Entzündungen. In einer Studie aus dem Jahr 2011 zeigte sich, dass Menschen, die ausreichend Vitamin C aufnehmen, 11 Prozent weniger starke Knieschäden haben als Menschen mit unzureichender Aufnahme. Vitamin C ist wichtig, um Kollagen und Proteoglykane aufzubauen. Beides sind wesentliche Bestandteile des Knorpels, aber auch von Sehnen, Bändern und auch Knochen. Das Vitamin fängt freie Radikale ab und vermindert damit die Zerstörung des Knorpels. Gesunde Erwachsene benötigen 95 bis 110 mg Vitamin C – bei Arthrose sollten es mindestens 200 mg sein. Wenn zusätzlich Vitamin E eingenommen wird, ist sogar eine noch höhere Dosierung nötig. Besprechen Sie in diesem Fall die Einnahme mit Ihrer behandelnden Ärztin oder Ihrem behandelnden Arzt und fragen Sie in der Apotheke, welche Präparate optimal für Sie sind.

Die Vitamin-C-reichsten Lebensmittel: Paprika, Schwarze Johannisbeeren, Sanddorn, Grünkohl, Brokkoli, Hagebutten und natürlich Zitrusfrüchte.

26 Vitamin E

Wie alle Vitamine (außer Vitamin D, Seite 74) kann der menschliche Körper Vitamin E nicht selbst herstellen, daher muss es täglich in ausreichender Menge zugeführt werden. In erster Linie natürlich über Lebensmittel und nicht über Nahrungsergänzungsmittel.

Vitamin E ist – wie Vitamin C (Seite 71) – ein Antioxidans, das u. a. die ungesättigten Fettsäuren im Körper schützt, Zellschäden verhindert und die Zellwände stabilisiert. Daher brauchen von Arthrose Betroffene auch mehr von diesem Vitamin. Zudem entwickeln sich im Rahmen der Arthrose fast immer Entzündungen und Vitamin E ist in der Lage, diese zu vermindern. Es scheint, als verbrauchten arthrotisch veränderte Gelenke mehr Vitamin E als die Gelenke gesunder Menschen.

Um die Entzündung zu vermindern, ausreichend antioxidatives Potential zu haben und den Vitamin-E-Spiegel zu erhöhen, raten Fachleute zu einer Menge von 500 Internationalen Einheiten (I. E.) Vitamin E täglich. Besprechen Sie die Einnahme von Nahrungsergänzungsmitteln grundsätzlich mit Ihrer Therapeutin oder Ihrem Therapeuten.

Gute Vitamin-E-Lieferanten: Vitamin E gehört zu den fettlöslichen Vitaminen und wird nur von Pflanzen gebildet. Nüsse wie Haselnüsse, Mandeln, Weizenkei-

KILLER-TIPP

Essen Sie täglich eine Handvoll gemischter Nüsse. Und keine Angst: Das macht Sie nicht dick, sondern gesund, hilft sogar bei der Gewichtsreduktion und ist sehr gut für Ihre Gelenke. Die Nussmischung sollte idealerweise zu gleichen Teilen aus Walnüssen, Haselnüssen und Pistazien oder Mandeln bestehen.

me, Samen wie Leinsamen und Sonnenblumenkerne, und die Öle aus einigen dieser Samen (Weizenkeim-, Nuss-, Mandel- und Leinöl), außerdem Rapsöl und Margarine, insbesondere Rapsölmargarine, sind reich daran. Ebenfalls grünes Blattgemüse, Brokkoli, Avocados, Kichererbsen, Süßkartoffeln und Paprika. Tierische Lebensmittel enthalten Vitamin E, wenn die Tiere vitaminreiche Pflanzen fressen. Wildlachs besitzt ebenfalls viel Vitamin E.

27 Vitamin D

Ohne Sonne kann selbst die stärkste und beste Pflanze nicht gedeihen. Ähnlich geht es auch unserem Körper, wenn er zu wenig Sonnenlicht bekommt. Das liegt vor allem an Vitamin D. Es gehört zu den bekanntesten Vitaminen, ist im Grunde aber gar keins, sondern vielmehr ein Hormon, das unser Körper selbst herstellen kann.

Dazu benötigt der Körper allerdings die Hilfe der Sonne. Treffen Sonnenstrahlen, die stark genug sind, auf unsere Haut, wird in einem Umwandlungsprozess Vitamin D produziert

Unser Körper benötigt Vitamin D für die verschiedensten Aufgaben. Weil es vor allem für die Gesundheit unserer Knochen und unserer Muskulatur eine Rolle spielt, ist es ein wirksamer Arthrose-Killer. Kalzium (Seite 80), das als Baumaterial für das Gerüst unseres Körpers, die Knochen, dient, ist auf Vitamin D angewiesen. Das Vitamin übernimmt die wichtige Rolle des Lieferanten. Ohne Vitamin D gelänge kein Kalzium in die Knochen und wo kein Baumaterial, da auch kein Gerüst.

Vitamin D stärkt außerdem unsere Muskulatur, die für die Stabilität zuständig ist. Je mehr und je stärker die Muskeln sind, desto besser können sie die Gelenke entlasten und somit Arthrosesymptome verringern. Das Sahnehäubchen ist die Funktion des Vitamins als Entzündungskiller. Entzündungen im Körper und somit auch in den Gelenken, wie es bei Arthrose der Fall ist, kann es wirksam abschwächen.

Bei Verdacht auf einen zu niedrigen Vitamin-D-Spiegel klären Sie dies am besten mit Ihrer Ärztin oder Ihrem Arzt ab und lassen Sie sich ein geeignetes Vitamin-D-Präparat verordnen. Vor allem in den Wintermonaten und für ältere Personen ganzjährig kann eine zusätzliche Einnahme von Vitamin D sinnvoll sein.

KILLER-TIPP

Setzen Sie sich nicht zu exzessiv der Sonnenstrahlung aus, denn übermäßige Sonneneinstrahlung wird mit einem erhöhten Hautkrebsrisiko in Verbindung gebracht. Je nach Hauttyp, Jahreszeit, Breitengrad und Alter reichen täglich bereits 10 bis 30 Minuten in der Sonne aus. Es genügt, wenn die Unterarme unbedeckt sind, damit die Sonnenstrahlung genug Angriffsfläche hat. Gegen einen gemütlichen Spaziergang im T-Shirt an einem sonnigen Tag spricht natürlich nichts, im Gegenteil.

Gute Vitamin-D-Quellen: Zwar kann das Vitamin auch über die Nahrung aufgenommen werden, da es aber darin nur in geringen Mengen und auch nur in wenigen Lebensmitteln (vor allem in fettem Meeresfisch wie Lachs und Makrele, in Eigelb, Leber und Avocado) vorkommt, können wir unseren Bedarf allein über das Essen nicht decken. Das Sonnenlicht ist der wichtigste Vitamin-D-Produzent.

28 Zink

Die Entzündungen, die im Verlauf einer Arthrose entstehen können, sind nicht immer massiv. In vielen Fällen spricht man auch von »stillen Entzündungen«. Erkennbar ist eine Entzündung aber deutlich, wenn die Gelenke warm oder heiß, rot und geschwollen sind. Eine Entzündungen im Gelenk verschlechtert die Erkrankung, deshalb sollte sie immer bekämpft werden.

Das ist einerseits durch Medikamente wie Cortison möglich, andererseits aber haben einige Nahrungsinhaltsstoffe auch antientzündliche Wirkungen. Dazu gehört insbesondere das Spurenelement Zink. Zink ist lebenswichtig, kann aber vom menschlichen Organismus weder selbst hergestellt noch ausreichend gespeichert werden. Wir müssen daher jeden Tag ausreichend Zink zuführen.

Bei Arthrose, die mit Entzündungen einhergeht, ist der Zinkbedarf erhöht. Normalerweise reichen für den gesunden Erwachsenen 10 bis 15 mg täglich aus, bei einer von Entzündungen begleiteten Arthrose sollten es täglich 20 bis 30 mg sein.

Eine zinkreiche Ernährungsweise ist nicht einfach, da nur wenige Lebensmittel reich an Zink sind. Vegan und vegetarisch lebende Menschen haben es besonders schwer, weil hoch bioverfügbares Zink praktisch nur in tierischen Lebensmitteln vorkommt. Lebensmittel wie Nüsse oder Haferflocken (Seite 38) enthalten zwar auch relativ viel Zink – dieses ist jedoch für den menschlichen Organismus schlecht verfügbar. Zink wirkt nicht nur entzündungshemmend, sondern kann auch effektiv oxidativen Prozessen im Körper vorbeugen.

Sprechen Sie mit Ihrer Ärztin oder Ihrem Arzt über die Notwendigkeit der Zink-Einnahme. Auch in der Apotheke kann man Sie über die optimalen Zinkpräparate beraten. Grundsätzlich sind organische Zinkverbindungen besser bioverfügbar als anorganische. Ich empfehle meinen Patientinnen und Patienten daher in der Regel die Einnahme von Zink-Histidin-Präparaten.

Die zinkreichsten Lebensmittel mit guter Bioverfügbarkeit:
- Austern und andere Meeresfrüchte
- Innereien (Achtung: selten verzehren)
- Rindfleisch und -wurst
- Meeresfisch
- mageres Schweinefleisch

29 Kupfer

Kupfer ist nicht nur ein Metall, das uns im Alltag immer wieder begegnet, z. B. in Münzen, Besteck und elektronischen Geräten. Kupfer ist auch in unserem Körper zu finden. Es ist ein essenzielles Spurenelement, das bei wichtigen Prozessen im Körper eine unentbehrliche Rolle einnimmt.

Unser Körper kann zwar vieles, Kupfer kann er aber nicht selbst herstellen. Daher muss es über die Nahrung zugeführt werden. Viel muss es nicht sein, es reichen bereits 0,5 bis 1,5 mg pro Tag und mehr als eine Menge von 5 mg kann bereits schädlich sein. Eine einseitige Ernährung kann zu einem Mangel an dem wichtigen Spurenelement führen.

Kupfer ist Bestandteil eines wichtigen Enzyms, der Kupfer-Zink-Superoxiddismutase, die im wahrsten Sinne des Wortes super ist, denn sie schützt unsere Zellen vor schädlichen Sauerstoffverbindungen. Unser Körper besteht aus unzähligen Zellen, die man sich wie kleine Fabriken vorstellen kann. Jede Fabrik gewinnt Energie, wobei allerdings auch Nebenprodukte, die sogenannten freien Radikale, entstehen. Diese können Schäden an den Zellen verursachen, sollten also schnellstmöglich eliminiert werden. Hier kommt die Kupfer-Zink-Superoxiddismutase ins Spiel: Als »Schutzpolizei« unserer Zellen schnappt sie sich die freien Radikale und entschärft sie. Oxidativer Stress und Zellschäden, wie sie bei Arthrose vorkommen, können so mithilfe unseres ganz persönlichen körpereigenen Abwehrmechanismus optimal reduziert werden.

Bauen Sie deshalb kupferhaltige Lebensmittel (Seite 80) in Ihren Speiseplan ein. Alternativ gibt es auch kupferhaltige Präparate in der Apotheke. Lassen Sie sich dort am besten dazu beraten.

Kupferarmbänder oder -ketten, wie sie von manchen Arthrose-Betroffenen verwendet werden, helfen allerdings wenig bis gar nicht. Der Schmuck kann weder Schmerzen noch Entzündungen lindern und ist nicht in der Lage, die Beweglichkeit zu verbessern.

Kupferreiche Lebensmittel: Getreideprodukte, Innereien wie Leber, Fisch, Schalentiere, Nüsse, Kakao und somit auch Schokolade (am besten ist dunkle Schokolade mit einem hohen Kakaogehalt), Kaffee und schwarzer Tee.

30 Kalzium

Unsere Knochen stützen unseren Körper und tragen uns durch den Alltag. Der wichtigste Baustoff für unser Knochengerüst ist ohne Frage Kalzium. Stellen Sie sich den Mineralstoff wie die Ziegelsteine vor, die ein Knochen-Gebäude bilden. Ist ausreichend Kalzium vorhanden, kann ein stabiles Gebäude errichtet werden. Fehlen aber einige Ziegel, so wird das gesamte Konstrukt instabil. Je mehr Ziegel fehlen, desto instabiler und brüchiger wird Ihr Haus.

Steht das Haus einmal, ist es ständigen Umbauprozessen unterworfen – das Knochen-Gerüst ist also eine lebenslange Baustelle. Bis zum 30. Lebensjahr wird Knochenmasse aufgebaut, dann bleibt es einige Jahre in diesem Zustand, bis letztlich der Abbauprozess beginnt. Um diesem entgegenzuwirken, ist unter anderem die ausreichende Zufuhr von Kalzium nötig. Wir brauchen eine tägliche Zufuhr von etwa 1000 mg Kalzium. Zur optimalen Verwertung ist außerdem ein gesunder Vitamin-D-Spiegel (Seite 74) notwendig.

Starke Knochen schützen die Gelenke, deshalb spielen sie bei Arthrose eine wichtige Rolle. Stabile Knochen können Belastung und Druck besser auf die Gelenke verteilen. Dadurch entstehen weniger Schmerzen in den Gelenken. Gesunde und starke Knochen beugen außerdem einer Osteoporose vor, auch Knochenschwund genannt, und sie brechen nicht so schnell. Gerade bei Arthrose ein wichtiger Punkt, denn es kommt vermehrt zu Stürzen, wenn die Funktion der Gelenke beeinträchtigt ist. Das Verletzungsrisiko ist dann bei einem stabilen Knochengerüst wesentlich geringer.

Kalziumreiche Lebensmittel: Die besten Kalziumlieferanten sind Milch und Milchprodukte, vor allem Hart- und Schnittkäse wie Emmentaler, Parmesan und Gouda. Auch Nüsse wie Paranüsse und Haselnüsse sind gute Kalziumlieferanten sowie Grüngemüse wie Grünkohl und Rucola.

31 Selen

Der Organismus kann das Spurenelement Selen, wie andere Mineralstoffe auch, nicht selbst herstellen. Unser Körper verfügt auch nicht über Selenspeicher. Daher ist eine tägliche Zufuhr in ausreichender Menge über die Nahrung notwendig.

Selen hat vielfältige Funktionen im menschlichen Organismus. Es ist Bestandteil von Enzymen und damit an vielen Reaktionen im Körper beteiligt. Es kann den Körper durch sein antioxidatives Potential vor Zellschädigung und dem Angriff freier Radikale schützen. Besonders wichtig ist Selen für die Schilddrüse, deren Hormone ohne Selen nicht produziert werden können. Zudem ist das Spurenelement Baustein der Spermien und damit lebenswichtig für die Fruchtbarkeit des Mannes. Daher ist der Selenbedarf bei Männern etwas höher als bei Frauen. Männer sollten täglich 70 µg, Frauen 60 µg erreichen.

Eine optimale Selenversorgung kann die Entwicklung einer Arthrose verhindern. Auch in der Therapie spielt das Spurenelement eine Rolle. Wissenschaftliche Studien konnten die Relevanz von Selen für Knochen und Gelenke nachweisen. Eine Untersuchung mit nahezu 940 Probanden zeigt, dass eine optimale Selenversorgung das Arthroserisiko um 15 bis 20 Prozent senkt. Verglichen mit den Probandinnen und Probanden, die die niedrigsten Selenspiegel aufwiesen, war das Arthroserisiko bei den Versuchsteilnehmerinnen und -teilnehmern mit den höchsten Selenspiegeln sogar um 40 Prozent reduziert.

Selen ist ein sehr effektives Antioxidans, zudem wird ein entzündungshemmender Effekt vermutet. Im Tierversuch zeigt sich sogar, dass Selen Entzündungen und Schwellungen bei Arthrose vermindert. Vor diesem Hintergrund sind weitere Untersuchungen beim Menschen erforderlich.

Die Einnahme von Selenpräparaten sollte grundsätzlich mit der behandelnden Ärztin oder dem behandelnden Arzt besprochen werden, um eine Überdosierung zu vermeiden.

KILLER-TIPP

Größere Selenmengen sind in Paranüssen enthalten. Deshalb profitieren von Arthrose Betroffene davon, täglich 2 Paranüsse zu essen.

Selenreiche Lebensmittel: tierische Lebensmittel wie Fleisch, Fisch (insbesondere Meeresfisch) und Eier. Pflanzliche Lebensmittel sind reich an Selen, wenn der Boden, auf dem sie wachsen, ausreichend Selen enthält. Zu den pflanzlichen Selenlieferanten gehören Kohl, Zwiebeln, Pilze und Hülsenfrüchte.

32 Mangan

Mangan gehört zu den Spurenelementen. Es ist wichtig für die Knochen, die Gelenkknorpel, das Bindegewebe und unseren Stoffwechsel. Es erfüllt noch viele weitere Funktionen im menschlichen Körper. Der Erhalt und Aufbau von Knorpel und Knochen ist ohne das Spurenelement nicht möglich, was Mangan zu einem Arthrose-Killer macht.

Als Bestandteil von Enzymen bringt Mangan den Knorpel zum Wachsen. Zu diesen Enzymen gehört auch die Glykosyltransferase, die für die Bildung von Chondroitinsulfat für den Gelenkknorpel eine Rolle spielt. Ist die Versorgung des Körpers mit Mangan nicht optimal, nimmt die Knorpelstruktur qualitativ ab – der Knorpel wird brüchig und dünn.

Erwachsene benötigen täglich 2 bis 5 mg Mangan. Wer jeden Tag manganreiche Lebensmittel auf seinem Speiseplan hat, muss sich vor einem Manganmangel nicht fürchten und benötigt keine entsprechenden Nahrungsergänzungsmittel.

Studien zeigen, dass Wachstumsstörungen und Wachstumsschmerzen bei Kindern und Jugendlichen in manchen Fällen auf einen Manganmangel zurückzuführen sind. Auch bei von Arthrose Betroffenen findet sich in Laboruntersuchungen oftmals ein niedriger Manganspiegel im Blut.

Manganreiche Lebensmittel: grünes Gemüse wie Lauch, Kopfsalat oder Spinat, Haferflocken, Hülsenfrüchte und schwarzer Tee

33 Lebensnotwendige Aminosäuren

Die kleinsten Bausteine von Eiweißen, wissenschaftlich auch als Proteine bezeichnet, sind die Aminosäuren. Bei der Verdauung werden die Proteine aus der Nahrung aufgespalten und die einzelnen Aminosäuren dann über die Darmschleimhaut ins Blut aufgenommen. Diese Aminosäuren bilden wiederum die Grundlage für den Aufbau von Proteinen im menschlichen Organismus.

KILLER-TIPP

Wenn bei jeder Mahlzeit eine Eiweißquelle dabei ist, sind freiverkäuflich in der Apotheke erhältliche Aminosäurepräparate nicht zwingend nötig.

Es gibt 23 proteinogene, also Proteine erzeugende Aminosäuren. Sie sind lebenswichtig für die Herstellung von Proteinen und Körpergeweben. Ohne sie kann keine Haut, kein Haar, kein Muskel und auch kein Blutgefäß gebildet werden. Manche sind so wichtig für uns, dass wir ohne sie nicht überleben könnten. Sie werden auch essenzielle Aminosäuren genannt, da unser Körper nicht in der Lage ist, sie selbst herzustellen und wir sie über unsere Ernährung zuführen müssen. Diese Aminosäuren heißen Isoleucin, Leucin, Lysin, Methionin, Phenylalanin, Threonin, Tryptophan, Valin und Histidin.

Aminosäuren sind im Kampf gegen Arthrosebeschwerden nicht zu unterschätzen: Zum einen sind sie an vielen Aufbauprozessen im Körper beteiligt, unter anderem an der Reparatur und Erneuerung von Knorpelmasse. Außerdem sind Proteine die Bausteine der Muskeln, die für Stabilität sorgen. Je mehr Muskelmasse wir haben und je stärker die Muskeln sind, desto besser können die Gelenke entlastet und Arthrosesymptome verringert werden.

Aminosäurereiche Lebensmittel: eiweißreiche Lebensmittel wie Fleisch, Fisch, Eier, Milchprodukte wie Käse oder Quark, Hülsenfrüchte, Nüsse und auch Getreide. Sind diese Lebensmittel regelmäßiger Teil der Mahlzeiten, sollte eine ausreichende Zufuhr gegeben sein.

34 Schwefelhaltige Aminosäuren

Eine Untergruppe der Aminosäuren (Seite 84) wird von den schwefelhaltigen Aminosäuren gebildet. Sie können bei Arthrose effektiv eingesetzt werden.

Der Gelenkknorpel besteht zum großen Teil aus schwefelhaltigen Verbindungen. Ist nicht genug Schwefel vorhanden, dann verändert sich der Knorpel. Da dieser bei Arthrose geschädigt ist, kann er durch die ausreichende Aufnahme schwefelhaltiger Aminosäuren gestärkt werden.

Schwefelhaltige Aminosäuren sind L-Methionin, Glycin, L-Lysin, Prolin und L-Cystein. Besonders wichtig für den Aufbau des Gelenkknorpels sind die Aminosäuren L-Methionin und Cystein. Sie regen die Knorpelzellen zur Bildung von Knorpelgewebe an und wirken außerdem schmerzlindern und entzündungshemmend. Cystein hält den Knorpel elastisch und aktiviert die Bildung von Gelenkschmiere. Studien zeigen, dass die gezielte Gabe von L-Methionin Schmerzen in den Gelenken lindert.

KILLER-TIPP

Achten Sie auf eine ausreichende Eiweißzufuhr. Eine eiweißarme Ernährungsweise ist bei Arthrose nicht zu empfehlen.

Prolin ist beispielsweise in großer Menge in Knorpel und Kollagen enthalten. Ohne diesen Eiweißbaustein ist die Regeneration der Gelenke nicht möglich. Ein Prolin-Mangel führt folglich zu Gelenkbeschwerden.

Mit einer gemischten eiweißreichen Kost werden diese Aminosäuren in ausreichender Menge aufgenommen. Eine Nahrungsergänzung ist in der Regel nicht erforderlich.

35 Proteinmodifiziertes Fasten

Wer abnehmen möchte, möchte in der Regel Fettgewebe loswerden, ohne gleichzeitig Muskulatur zu verlieren. Der Abbau von Muskelmasse lässt sich aber nur schwerlich verhindern, da der Körper bei einer verminderten Kalorienzufuhr rasch Muskelzellen abbaut.

Eine Maßnahme, die sich in einer Vielzahl von Studien als effektiv herausgestellt hat, ist das proteinmodifizierte Fasten. Dabei werden Mahlzeiten durch Formuladiäten, die es in vielen verschiedenen Geschmacksrichtungen gibt, ersetzt. Formuladiäten wie Slimfast®, Optifast® oder Modifast® enthalten eine optimale Mischung von Nahrungsinhaltsstoffen mit weniger als 1000 kcal täglich, die in Form eines Shakes zugeführt werden. Wissenschaftliche Studien beweisen, dass dadurch insbesondere Fettgewebe abgebaut wird und die Muskelmasse weitgehend erhalten bleibt.

Es können entweder alle oder auch nur einzelne Mahlzeiten durch Formuladiäten ersetzt werden. In jedem Fall sind die Produkte bedarfsdeckend bilanziert – sie enthalten also bei geringer Energiezufuhr alle lebenswichtigen Nahrungsinhaltsstoffe. Insbesondere bei Übergewicht und Adipositas sind Formuladiäten effektiv, weil sie eine deutliche Gewichtsreduktion ohne große Muskelverluste gewährleisten. Die Effekte sind so überzeugend, dass das Ernährungskonzept »Proteinmodifiziertes Fasten« in der medizinischen Leitlinie der Deutschen Adipositas-Gesellschaft als empfehlenswert bezeichnet wird. Die Produkte sind in Apotheken, Drogerien und auch in ärztlichen Gesundheitszentren erhältlich.

36 Kneipp-Anwendungen

»Gesund bleiben und lang leben will jedermann, aber die wenigsten tun etwas dafür. Wenn die Menschen nur halb so viel Sorgfalt darauf verwenden würden, gesund zu bleiben und verständig zu leben, wie sie heute darauf verwenden, um krank zu werden, die Hälfte ihrer Krankheiten bliebe ihnen erspart.« Dieses

KILLER-TIPP

Alle 5 Säulen der Kneipp-Therapie sind bei Arthrose hilfreich: Neben der Hydrotherapie sind das die Bereiche Ernährung, Bewegung, Pflanzenheilkunde und Ordnungslehre.

Zitat stammt von »Wasserdoktor« Sebastian Kneipp (1821–1897), dem Vater der europäischen ganzheitlichen Naturheilverfahren. Von Wasser- und Heilkräuterverwendung über Ernährung bis zu Bewegung reicht das Spektrum der von ihm geprägten Therapien, die sich auch bei Arthrose bestens bewährt haben. Die vorbeugenden und heilenden oder lindernden Maßnahmen von Kneipp richteten sich immer an den gesamten Menschen – nicht nur an den Körper, sondern auch an Seele und Geist.

Es kann für Sie sehr sinnvoll sein, Mitglied in einem Kneipp-Verein zu werden. Viele Kneipp-Maßnahmen können auch in einer privaten Kneipp-Kur angewandt werden. Zudem bieten die Kneipp-Vereine, die es in fast jeder Stadt gibt, viele Ermäßigungen und Angebote für wichtige Therapien an. Nach Rücksprache mit Ihrer behandelnden Ärztin oder Ihrem behandelnden Arzt können Kneipp'sche Therapien die herkömmliche Arthrose-Therapie ergänzen und verbessern.

Die degenerativen Knochenabnutzungen bei Arthrose lassen sich mit einer Vielzahl von Anwendungen, die zur Kneipp'schen Therapie gehören, wirksam therapieren. Dazu können warme Ganzkörper- oder Teilbäder und warme Auflagen mit Heublumen gehören, sofern Hitze sinnvoll ist. Nach Kneipp haben sich bei nicht entzündlichen Arthroseformen auch Hirsebreiauflagen (nicht zu heiß!) bewährt. Diese Auflagen bleiben lange warm. Bei Überwässerung kann es auch sinnvoll sein, Entwässerungstees oder Frischpflanzensaft (aus dem Reformhaus) aus Goldrute, Birke, Brennnessel (Seite 63), Hauhechel oder Zinnkraut einzunehmen. Lassen Sie sich beraten.

37 Akupunktur

Noch um die Jahrtausendwende wurde Akupunktur in Deutschland von Wissenschaft und Medizin nicht anerkannt. Heute ist das zum Glück nicht mehr so und eine Vielzahl wissenschaftlicher Studien beweist deren Wirkung. Viele Ärztinnen und Ärzte haben sich in diesem Bereich fortgebildet und auch die Krankenkassen übernehmen bestimmte Maßnahmen. Lassen Sie sich von Ihrer Ärztin bzw. Ihrem Arzt und Ihrer Krankenkasse entsprechend beraten, denn Akupunktur ist ein effektiver Arthrose-Killer.

Akupunktur gehört zu den Maßnahmen aus der Traditionellen Chinesischen Medizin und ihre Geschichte ist lang. Schon vor 1800 Jahren wandten sie chinesische Ärzte an. Dabei werden durch gezielte Nadel-Einstiche therapeutische Wirkungen erzielt.

KILLER-TIPP

Alle 3 Formen der Akupunktur sind bei Arthrose hilfreich:

- Einstechen von Akupunkturnadeln in die Akupunkturpunkte
- Erwärmen der Akupunkturpunkte (Moxibustion)
- Massage der Akupunkturpunkte (Akupressur)

Wissenschaftliche Studien beweisen auch, dass Akupunktur Arthroseschmerzen lindern kann und die Gelenkfunktion verbessert. Das trifft insbesondere bei Gonarthrose (Arthrose des Knies) zu. Bei chronischer Arthrose kann Akupunktur die Lebensqualität deutlich verbessern. Die Analyse vieler Studien (Metaanalyse) zeigt, dass Schmerzen bei Gonarthrose reduziert und die Gelenkfunktion verbessert wird, und 10 Studien weisen zudem nach, dass Akupunktur der »Scheinakupunktur« (Placeboeffekt) überlegen ist. In der Regel sind 5 bis 15 Akupunktursitzungen für entscheidende Effekte erforderlich. Sprechen Sie mit Ihrer Ärztin oder Ihrem Arzt über die Möglichkeiten der Akupunktur.

38 Gewichtsabnahme

Ein erhöhtes Körpergewicht belastet nicht nur den Stoffwechsel und das Herz-Kreislauf-System, sondern auch Knochen und Gelenke. Übergewicht und Adipositas (Fettsucht) schädigen den Knorpel. Durch ein zu hohes Gewicht kommt es zum raschen Voranschreiten der Gelenkveränderungen.

Übergewicht schädigt den Knorpel auf zweifache Weise: Zum einen ist hohes Körpergewicht oft mit Bewegungsmangel verbunden, zum anderen drückt das Gewicht auf die Gelenke. So werden beim Treppensteigen die Kniegelenke mit mehr als dem Dreifachen des Körpergewichts belastet. Wer 150 kg wiegt, belastet den Knorpel mit nahezu 500 kg! Durch das Abnehmen verringert sich also die mechanische Belastung, die auf die Gelenke wirkt.

Eine Gewichtsreduktion entlastet die Gelenke und den Knorpel entscheidend und wer Gewicht reduziert, senkt sein Risiko, eine Arthrose zu bekommen.

KILLER-TIPP

Das Gewicht wird heute in der Regel durch den Body-Mass-Index (BMI) bewertet. Berechnet wird der BMI, indem das Körpergewicht (in kg) durch die Körpergröße (in m^2) geteilt wird. Der BMI bei Arthrose sollte in der Nähe des Normalgewichts sein. Dieses liegt bei einem Wert von 18,5 bis 24,9. Bei einem BMI von 25,0 bis 29,9 liegt Übergewicht vor. Bei einem noch höheren BMI beginnt die Adipositas.

Selbst wer bereits davon betroffen ist, kann von positiven Effekten profitieren.

Daher sollte jeder von Arthrose betroffene Mensch ein normales Gewicht anstreben. Es ist nicht erforderlich, schlank oder gar mager zu werden, sondern das Gewicht sollte langsam abgebaut werden. Dafür sind zwei entscheidende Maßnahmen nötig: die Bewegungsintensität zu steigern und die Kalorienzufuhr einzuschränken.

39 Nahrung für die Gelenkschmiere

Die Gelenkschmiere (Synoviaflüssigkeit) ist eine flüssige, fadenziehende, klare Flüssigkeit, die von der Innenschicht der Gelenkkapsel gebildet wird. Das griechische Präfix *syn* steht für »zusammen mit« und das lateinische Wort *ovum* bedeutet »Ei«. Und tatsächlich: Die Gelenkschmiere ist in Konsistenz und Aussehen dem Eiweiß ähnlich.

Wie ein Gleitfilm schützt die Synovia die Gelenkflächen vor Abnutzung. Bei Arthrose verändern sich Knorpel, Knochen und natürlich auch die Gelenkschmiere. Jetzt ist es besonders wichtig, die Synovialflüssigkeit optimal zu ernähren. Dafür gibt es eine Vielzahl von Möglichkeiten.

Die Synovialflüssigkeit setzt sich aus Hyaluronsäure, Fetttröpfchen, Proteinen (Albumin und Globuline), Traubenzucker und Glycosaminoglykanen (für die Viskosität verantwortlich), Mucinen, abgelösten Zellen der Innenschicht (*Membrana synovialis*) von Gelenkkapsel und Abwehrzellen und 94 Prozent Wasser zusammen.

Ganz besonders wichtig ist daher auch, dass Sie ausreichend trinken, damit die Gelenkflüssigkeit flüssig bleiben kann. Ein dauerhafter Wassermangel wirkt sich auch auf die Körperflüssigkeiten und damit auf die Gelenkschmiere aus. Trinken Sie möglichst jeden Tag mindestens 1,5 bis 2 Liter (Seite 96). Bei Gelenkproblemen sollte die Gelenkschmiere durch eine ausreichende Menge an Vitamin C (Seite 71), E (Seite 73) und K sowie die Mineralstoffe Kupfer (Seite 78), Mangan (Seite 83), Zink (Seite 76) und Selen (Seite 81) gefördert werden. Zudem sind Glucosamin (Seite 69), Chondroitinsulfat, Hyaluronsäure und Kollagen (Seite 68) sinnvoll. Eine ausreichende Menge an Glucosamin ist für die Bildung der Gelenkschmiere wichtig. Es macht die Synovia elastisch und schützt den bei Arthrose angegriffenen Knorpel und damit auch die Knochen.

40 Physiotherapeutisches Workout

Muskeln schützen die Gelenke, deshalb müssen alle Bewegungen optimal auf die jeweilige Erkrankung abgestimmt sein und natürlich gelten für Menschen mit einer Arthrose der Kniegelenke andere Regeln als für solche mit Schultergelenks- oder Hüftarthrose.

Physiotherapeutinnen und -therapeuten (Krankengymnastinnen oder -gymnasten) haben die perfekte Ausbildung, um Sie beim Erlernen der für Sie besten Bewegungsabläufe zu unterstützen. Inzwischen bietet immer mehr physiotherapeutisches Fachpersonal zusätzlich zu seinen rein medizinischen Leistungen, die von den Krankenkassen bezahlt werden, ein eigenes Fitness-Center in seiner Praxis. Andere wiederum sind in großen medizinischen Fitness-Centern angestellt – fragen Sie dort danach. Nur dann sollten Sie in diesem Fitness-Center trainieren, denn andernfalls, ohne Anleitung dieses Fachpersonals, schaden Sie womöglich Ihren Gelenken. Mithilfe des physiotherapeutischen Fachpersonals können Sie ein für Sie optimales Workout zusammenstellen. Nutzen Sie auch die Möglichkeit, sich von Physiotherapeutinnen oder -therapeuten beim Workout begleiten zu lassen, und passen Sie die Übungen regelmäßig mit deren Hilfe an Ihren Trainingsstand und Ihre Arthrose an.

In jedem Falle sollten Ausdauer- und Kraftsportanteile in Ihrem Workout vorhanden sein. Damit das Workout wirklich Muskeln aufbaut, ist es erforderlich, jeden zweiten Tag mindestens 45 Minuten zu trainieren. Wenn Sie Schmerzen verspüren, teilen Sie dies Ihrer Therapeutin oder Ihrem Therapeuten sofort mit und besprechen Sie es vorab auch mit ihrer Ärztin oder Ihrem Arzt, dass Sie in ein Gym gehen werden.

Regelmäßiges Krafttraining schützt vor Arthrose, das Workout wirkt aber natürlich nicht nur dem Muskelabbau entgegen, sondern hilft auch bei der Erhaltung oder Erreichung eines normalen Gewichts. Besonders nach Operationen ist es wichtig, die Muskeln wiederaufzubauen. Auch das sollte in Zusammenarbeit mit darauf spezialisiertem physiotherapeutischem Fachpersonal geschehen. In Reha-Einrichtungen können Sie die ersten Schritte im fast immer angeschlossenen Fitness-Bereich unternehmen.

41 Trinken

Es ist für die meisten Menschen nichts Neues, dass Wasser besser für unsere Gesundheit ist als gezuckerte Softdrinks. Warum also diesen Punkt im Zusammenhang mit Arthrose speziell hervorheben? Das hat mehrere Gründe: Zum einen befindet sich zwischen unseren Gelenken eine Flüssigkeit, damit diese nicht direkt aufeinander reiben und sich abnutzen, ähnlich wie bei Scharnieren, die auch geschmiert werden müssen, um reibungslos zu funktionieren. Sie nennt sich Gelenkschmiere (Seite 93) oder Synovia und besteht neben Hyaluronsäure und Fettbestandteilen vor allem aus Wasser – um genau zu sein, zu 94 Prozent.

Ist unser Körper also dehydriert, leidet auch die Gelenkschmiere darunter. Damit bei Ihnen alles wie geschmiert läuft, sollten Sie mindestens 1,5 bis 2 l am Tag trinken, am besten in Form von Wasser oder ungesüßtem Tee. Bei heißen Temperaturen oder wenn Sie Sport treiben dementsprechend mehr, da der Körper vermehrt Wasser durch Schweiß verliert. Wasser hilft außerdem, Giftstoffe aus dem Körper zu transportieren und Entzündungen zu verringern.

42 Wassergymnastik

Ein weiterer Punkt, der Wasser bei Arthrose so wertvoll macht, hat nicht direkt mit dem Trinken zu tun, sondern mit Wassersport und -gymnastik (siehe auch Schwimmen, Seite 98).

Viele Sportarten wie Tennis, Fußball oder Joggen beanspruchen die Gelenke durch eine große Krafteinwirkung, und Bewegung kann bei Arthrose ohnehin eine schmerzhafte Angelegenheit sein. Trotzdem ist es wichtig, in Bewegung zu bleiben, denn es heißt ja: Wer rastet, der rostet. Und genau so ist es. Bewegung macht gute Laune und stärkt unseren Körper. Sport und Bewegung helfen uns dabei, einen starken und stützenden Körper zu erhalten, der uns durch so einiges tragen kann. Sport ist essenziell für unser Wohlbefinden und für die Körpergewichtsregulierung.

Das Wasser bietet einen natürlichen Widerstand, wodurch unser Körper sich automatisch geschmeidiger und ohne plötzliche und ruckartige Bewegungen bewegen kann. Das Verletzungsrisiko ist bei Wassergymnastik zudem sehr gering. Bewegungen im Wasser sind häufig weniger schmerzhaft, da das Wasser Gewicht nimmt und somit weniger Spannung und Belastung für unsere Gelenke zu verarbeiten sind. Bei regelmäßiger Wassergymnastik können sich die

Schmerzen bei Arthrose verbessern. Ein Cochrane-Review aus dem Jahr 2016 zeigt beispielsweise bei Menschen mit Knie- und Hüftarthrose nach 12 Wochen Wassergymnastik weniger Schmerzen und eine Verbesserung der Lebensqualität.

43 Schwimmen

Alltagsbewegung und sportliche Aktivität sind bei Arthrose sehr wichtig. Die Muskulatur muss aktiviert und gestärkt werden. Wird sie nicht genutzt und schlecht ernährt, baut sie sich ab. Es darf nie vergessen werden, dass die Muskeln die Gelenke und die Knochen schützen.

Gleichzeitig ist es bei Arthrose wichtig, die Gelenke nicht massiv zu belasten. Laufen, Joggen oder Walken kann bei Arthrose der Hüften und Knie besonders ungünstig sein. Viel besser ist es zu schwimmen. Beim Schwimmen wird der Körper vom Wasser getragen und die Gelenke nicht belastet – im Gegenteil, sie werden sogar entlastet. Zudem ist der Effekt auf die Muskeln beim Schwimmen extrem, denn der Widerstand des Wassers muss beim Schwimmen überwunden werden. Bei kaum einer Sportart werden so viele Muskeln bewegt. Außerdem ist Schwimmen auch für die Gewichtsreduktion optimal.

Nicht nur die Muskelaktivierung ist extrem, sondern der Körper muss auch viel Wärme produzieren, weil die Wassertemperatur in der Regel niedriger ist als die Körpertemperatur. Wärmproduktion verbraucht reichlich Kalorien.

Schwimmen Sie sich schlank und fit! Die Schwerelosigkeit im Wasser ist einfach wundervoll und bietet sogar Menschen mit fortgeschrittener Arthrose die Möglichkeit, sich zu bewegen. Um ausreichende Effekte auf die Muskulatur zu erreichen, ist es erforderlich, jeden zweiten Tag mindestens 30 Minuten mit einer Pause von 10 bis 15 Minuten zu schwimmen. Wem warmes Wasser besonders guttut, kann auch in einem Thermalbad (Seite 99) schwimmen. Lassen Sie sich von Ihrer Physiotherapeutin oder Ihrem Physiotherapeuten beraten, welcher Schwimmstil für Sie besonders gut geeignet ist. Einen zusätzlich positiven Effekt bietet Salzwasser, weil es mehr Auftrieb schafft und damit die »Schwerelosigkeit« erhöht. In Solebädern ist dies möglich, zudem natürlich auch im Meer – insbesondere im Toten Meer.

44 Thermalwasser

Besonders Thermalwasser bietet mit seiner natürlichen Wärme eine zusätzliche Schmerzlinderung. Die Wärme hilft dabei, die Muskulatur zu lockern und die Gelenke zu wärmen. Die Lockerung der Muskeln führt zu mehr Geschmeidigkeit und die Beweglichkeit steigt. Durch das warme Thermalwasser wird auch der Kreislauf in Schwung gebracht und die Durchblutung gefördert. Dies führt zum einen dazu, dass schlechte Substanzen vermehrt aus unserem Körper abtransportiert werden und auch Entzündungsparameter verringert werden. Zum anderen hilft eine verbesserte Durchblutung, unsere Zellen besser mit allen Stoffen zu versorgen, die sie für einen reibungslosen Ablauf benötigen.

Je nach Art der Thermalquelle ist nicht nur die Bewegung darin von Vorteil, sondern auch das Trinken einer gewissen Menge des Thermalwassers. Thermalwässer können für unseren Körper eine gute Quelle für verschiedene Mineralstoffe wie etwa Kalzium (Seite 80), Schwefel, Magnesium oder Natrium darstellen. Nicht jedes Thermalwasser ist aber zum Trinken geeignet, informieren Sie sich daher vorab.

Nicht allen Betroffenen hilft ein Thermalbad gleich gut, als ergänzende Therapie ist es allerdings ideal geeignet, besonders wenn man sich fit halten möchte und gerne Zeit im Wasser verbringt.

45 Kapazitive Diathermie

Zu den effektiven Therapien oder vielmehr Techniken, die Physiotherapeutinnen und -therapeuten bei Arthrose durchführen, gehört die kapazitive Diathermie. Die griechischen Wörter *dia* und *therma* stehen zusammen für »hindurcherwärmen«. Wärme als Therapieanwendung ist schon seit vielen Jahren ein wichtiges Mittel in der Physiotherapie.

Bei der auch als Tecartherapie bekannten Therapie wird elektrischer Strom im Mittelfrequenzbereich verwendet, der mittels auf die Haut aufgesetzter Elektroden Wärme in der Tiefe verursacht. Diese Trockenwärmetherapie führt zur Verbesserung des Blutkreislaufs und der Durchblutung. Das wiederum beschleunigt den Stoffwechsel und erhöht die Muskel- und Gewebetemperatur. Dadurch reduzieren sich sowohl Schmerzen als auch die Steifigkeit von Gelenken. Auch Muskelkrämpfe treten seltener auf. Die Bewegungsfreiheit wird verbessert und Entzündungen reduzieren sich.

Wissenschaftliche Studien zeigen, dass bereits nach 3 Sitzungen in den meisten Fällen Beschwerden abklingen und die Lebensqualität steigt. Allerdings ist Wärme bei einer aktivierten Arthrose (Seite 19) nicht angesagt.

Die Tiefenwärmebehandlung kann mit anderen physiotherapeutischen Maßnahmen kombiniert werden.

46 Wärme

Wärme ist nicht bei jeder Erkrankung gut, das trifft auch auf Arthrose zu. Wärme kann ein effektiver Arthrose-Killer sein, muss es aber nicht. Bei einer aktivierten Arthrose (Seite 19), wenn das Gelenk entzündet ist, ist Wärme allerdings kontraproduktiv. Da Entzündungen in der Regel mit Rötung und einer Erwärmung einhergehen, würde die Wärmeeinwir-

KILLER-TIPP

Wenn Ihr Gelenk oder Ihre Gelenke geschwollen, gerötet und überwärmt sind, ist das ein Zeichen für eine vorliegende Entzündung. Bei Entzündungen ist Wärme nicht gut für Sie!

kung die Entzündung sogar noch fördern. Bei nichtentzündlichen Formen aber kann Wärme sogar die Schmerzen lindern. In diesem Fall helfen Thermalbäder (Seite 99) oder die Nutzung von Kirschkernkissen oder anderen wärmenden Hilfsmitteln.

Besprechen Sie mit Ihrer behandelnden Ärztin oder Ihrem behandelnden Arzt, ob bei Ihnen Wärme angezeigt ist. Wenn sich bei Ihnen die Arthrosebeschwerden durch Kälte verschlimmern, kann Wärme gut wirksam sein. Eine Temperatur von 35 bis maximal 40 Grad sollte aber nicht überschritten werden, damit es nicht zu Verbrennungen kommt.

47 Kälte

Bei einer aktivierten Arthrose mit einem entzündlich veränderten Gelenk hilft die Anwendung von Kälte. Eine Entzündung erkennen Sie an geschwollenen, geröteten und überwärmten Gelenken. Sie geht insbesondere mit Hitze einher, die Milderung dieser Hitze ist daher hilfreich.

KILLER-TIPP

Für einen Quarkwickel lassen Sie je nach betroffenem Körperbereich 100 bis 200 g Magerquark in einem Sieb abtropfen und streichen ihn auf ein Baumwoll- oder Leinentuch (beispielsweise ein sauberes Geschirrtuch). Dieses legen Sie dann, mit dem Magerquark nach außen (vom Körper weg), auf das von Arthrose betroffene Gelenk. Darüber legen Sie ein zweites sauberes Baumwoll- oder Leinentuch.

Wird die Kälteanwendung richtig durchgeführt, dann kann sie Schmerzen lindern, eine Entzündungsausweitungen stoppen und Schwellungen reduzieren. Wenden Sie aber Eisbeutel oder ähnliche Kältemittel nie länger als 20 Minuten an, um »Kälteverbrennungen« zu vermeiden. Haut und Gewebe können durch die Kälte massiv geschädigt werden. Eine zu extreme Kühlung durch Eis oder Eispacks kann auch zu einer massiven Erwärmung führen und ist deshalb nicht gut. Diese Erwärmung wirkt wiederum entzündungsfördernd. Zudem dringt die Kälte zwar massiv in den oberflächlichen Bereich ein, aber nicht in die Tiefe.

Ich habe in meiner Praxis mit von Arthrose Betroffenen gute Erfahrungen mit kalten Quarkwickeln, kaltem Wasser und MEDIVID CRYO® aus der Apotheke gemacht. Quarkwickel sind kühle oder leicht angewärmte Umschläge, die um die betroffenen Körperstellen gewickelt oder aufgelegt werden. Der Wickel kann die Kälte und damit die Wirkung 10 bis 20 Minuten halten. Sie müssen die Wickel daher mehrmals erneuern, um entscheidende Effekte zu erzielen.

48 Ultraschall

Viele Ärztinnen und Ärzte setzen bei Diagnose und Verlaufskontrolle von Krankheiten auf Ultraschall. Denken Sie nur an Frauenärztinnen oder -ärzte, die den Fötus schon in einem frühen Stadium mit Ultraschall darstellen können. Internistinnen und Internisten nutzten Ultraschall beispielsweise, um eine Fettleber zu diagnostizieren.

In vielen Praxen findet Ultraschall auch bei der Behandlung von Arthrose Anwendung. Das heißt, hier wird die Technik nicht nur zur Diagnose, sondern auch zur Behandlung eingesetzt. Die für das menschliche Ohr nicht wahrnehmbaren Schallwellen erzeugen in einem Gelenk Wärme, was Schmerzen lindern kann. Damit kann auch die Ultraschalltherapie ein Arthrose-Killer sein.

Die Wissenschaft ist sich allerdings nicht einig über die Effektivität: In vielen Studien zeigen sich gute Effekte, in anderen nicht. Sprechen Sie mit Ihrer Ärztin oder Ihrem Arzt über die Anwendung von Ultraschall bei Ihrer Erkrankung und probieren Sie aus, ob Ultraschall bei Ihnen hilft. Inzwischen gibt es auch tragbare Geräte für die Ultraschalltherapie. Damit können von Arthrose Betroffene auch zu Hause die lindernde Therapie nach ärztlicher Anleitung durchführen.

49 Guter Schlaf

Denken Sie mit Schrecken an die nächste Nacht? Gerade nachts schmerzen die Gelenke oftmals besonders. Auf der anderen Seite zeigen viele Studien, dass gesunder Nachtschlaf die Schmerzen deutlich lindern kann und Schlaf ein echter Arthrose-Killer ist. Menschen, die regelmäßig gut schlafen, sind körperlich aktiver und können das bei Arthrose angeratene Trainingsprogramm besser bewältigen. Zudem hat

KILLER-TIPP

Für einen guten Schlaf ist es wichtig, dass Ihr Schlafzimmer optimal belüftet ist und eine Raumtemperatur von 19 bis 20 Grad herrscht. Lüften Sie vor dem Schlafengehen und sorgen Sie für eine gute Matratze – weder zu hart noch zu weich. Lassen Sie sich am besten in einem spezialisierten Geschäft beraten. Zudem sollte das Schlafzimmer dunkel und ruhig sein. Gehen Sie möglichst immer zur gleichen Zeit schlafen. Dehnen Sie am Wochenende oder in Ferien die Schlafdauer nicht unendlich aus und versuchen Sie, nicht sehr viel später als in der Woche aufzustehen.

Schlaf auch einen direkten Einfluss auf die Schmerzen – Schlafen lindert Schmerzen und entlastet natürlich auch die Gelenke, wenn Sie richtig liegen. Wenn Sie unter Schlafstörungen leiden und Hausmittel wie Heilkräuter oder auch Melatonin-Präparate nicht helfen, sollten Sie in jedem Fall mit ihrer behandelnden Ärztin oder Ihrem behandelnden Arzt sprechen.

Regelmäßiger und ausreichender Schlaf in jeder Nacht ist wichtig – zu lang sollte es aber auch nicht sein. Schlaf lässt sich nicht nachholen und auf Vorrat schlafen ist ebenfalls nicht möglich. In der Regel brauchen Erwachsene zwischen 6 und 8 Stunden Schlaf täglich.

Bei Arthrose können bestimmte Kissen (beispielsweise zwischen den Knien) Belastungen und Schmerzen vermeiden helfen. Lassen Sie sich im Sanitätshaus entsprechend beraten. Es gibt eine Vielzahl medizinischer Produkte, die Ihren Alltag erleichtern können.

50 Autogenes Training

Eine Methode, Arthroseschmerzen ohne Medikamente in den Griff zu bekommen, ist das autogene Training. Dabei handelt es sich um eine Entspannungstechnik, die jeder Mensch erlernen kann. Bei dieser Technik lernen Sie, den eigenen Zustand Ihres Körpers mithilfe von Konzentrationsübungen und Autosuggestion wahrzunehmen und zu beeinflussen. Autogenes Training hilft Ihnen dabei, den Stress des Alltags abzubauen, sich mehr zu entspannen und somit Ihr Wohlbefinden zu steigern. Durch autogenes Training können Muskelverspannungen, die die Arthrose verschlechtert, gelöst werden. Eine gelockerte Muskulatur vergrößert auch die Beweglichkeit.

Arthrose wirkt sich bei vielen Betroffenen auf den persönlichen Stresspegel aus. Bewegungen laufen nicht mehr so ab, wie sie sollten. Der Alltag ist von Schmerzen bestimmt und die Schlafqualität leidet unter der Erkrankung. Möglicherweise ist man sogar auf fremde Hilfe angewiesen, da das An- und Ausziehen schmerzt, Gegenstände nicht mehr erreicht werden können und die Feinmotorik in den Händen nicht mehr mitspielt. All diese Punkte führen zu Frustration und Stress. Dieser Stress kann durch autogenes Training gezielt reduziert werden und die Lebensqualität und mentale Stärke steigern.

Die 10 besten Tipps für Arthrose-Betroffene

1. Achten Sie auf ein normales Körpergewicht – optimal ist ein BMI von 18,5 bis 24,9.
2. Essen Sie 2- bis 3-mal in der Woche Wildlachs, Makrele oder Hering, um reichlich Omega-3-Fettsäuren aufzunehmen.
3. Trinken Sie keine alkoholischen Getränke, wenn Sie Medikamente einnehmen müssen, da es gefährliche Nebenwirkungen geben kann.
4. Ernähren Sie sich abwechslungsreich und ausgewogen mit reichlich frischem und frisch zubereitetem Gemüse und Obst – mindestens 5 Portionen am Tag.
5. Nehmen Sie Nahrungsergänzungsmittel nur nach Rücksprache mit Ernährungs- und Apothekenfachkräften, Ärztinnen oder Ärzten ein.
6. Sorgen Sie für eine gesunde Schlafhygiene mit täglich 6 bis 8 Stunden Schlaf.
7. Gehen Sie jeden Tag für mindestens 1 Stunde an die frische Luft und lassen Sie Sonne an die Haut, damit ausreichend Vitamin D gebildet wird.
8. Besprechen Sie mit Ihrer Ärztin oder Ihrem Arzt bzw. Ihrer Physiotherapeutin oder Ihrem Physiotherapeuten, welche Sportarten für Sie geeignet sind.
9. Autogenes Training oder Yoga sind gut für Sie und reduzieren sogar die Schmerzen.
10. Nutzen Sie jeden Tag den Effekt von Arthrose-Killern!

Literaturverzeichnis

Adulcikas J, Norouzi S et al (2018): The zinc transporter SLC39A7 (ZIP7) harbours a highly-conserved histidine-rich N-terminal region that potentially contributes to zinc homeostasis in the endoplasmic reticulum. Computers in biology and medicine, 100, 196–202. https://doi.org/10.1016/j.compbiomed.2018.07.007 (letzter Aufruf 28.8.2023)

Bachmann C: Curcuma bei Arthrose und rheumatoider Arthritis: Klinische Studien dokumentieren die Wirksamkeit von Gelbwurz-Extrakten https://karger.com/szg/article/28/6/321/304335/Curcuma-bei-Arthrose-und-rheumatoider-Arthritis

Bartels EM, Juhl CB et al (2016): Aquatic exercise for the treatment of knee and hip osteoarthritis. Cochrane Database of Systematic Reviews, Issue 3. Art. No.: CD005523. DOI: 10.1002/14651858.CD005523.pub3

Bartels EM, Folmer VN et al. (2015): Efficacy and safety of ginger in osteoarthritis patients: a meta-analysis of randomized placebo-controlled trials, Osteoarthritis and Cartilage, Volume 23, Issue 1, 2015, Pages 13–21, ISSN 1063–4584, https://doi.org/10.1016/j.joca.2014.09.024 (letzter Aufruf 28.8.2023)

Beer AM u. a. (2008): Weidenrindenextrakt bei Gon- und Coxarthrose – Ergebnisse einer Anwendungsbeobachtung mit Kontrollgruppe.
In: Z Phytother. 29, 215–222, doi:10.1055/s-0028–1101525

Brien S, Prescott P et al (2008): Systematic review of the nutritional supplements dimethyl sulfoxide (DMSO) and methylsulfonylmethane (MSM) in the treatment of osteoarthritis. Osteoarthritis and cartilage, 16(11), 1277–1288. https://doi.org/10.1016/j.joca.2008.03.002 (letzter Aufruf 28.8.2023)

Borzelleca JF, Sipes IG et al. (2007): Dossier in Support of the Generally Recognized as Safe (GRAS) Status of Optimsm (Methylsulfonylmethane; MSM) as a Food Ingredient. Food and Drug Administration; Vero Beach, FL, USA

Butawan M, Benjamin, RL et al. (2017): Methylsulfonylmethane: Applications and Safety of a Novel Dietary Supplement. Nutrients, 9(3), 290. https://doi.org/10.3390/nu9030290 (letzter Aufruf 28.8.2023)

Cerda C, Bruguera M et al. (2013): Hepatotoxicity associated with glucosamine and chondroitin sulfate in patients with chronic liver disease. World J Gastroenterol 19(32):5381–5384.

https://doi.org/10.3748/wjg.v19.i32.5381

Chrubasik S, Conradt C et al. (2003): Black A. The quality of clinical trials with Harpagophytum procumbens. Phytomedicine; 10: 613–623

D-A-CH Referenzwerte für die Nährstoffzufuhr, Bonn, 2. Auflage, 1. Ausgabe 2015, Fettlösliche Vitamine, Vitamin D

D-A-CH Referenzwerte für die Nährstoffzufuhr, Bonn, 2. Auflage, 1. Ausgabe 2015, Mengenelemente, Calcium

D-A-CH Referenzwerte für die Nährstoffzufuhr, Bonn, 2. Auflage, 1. Ausgabe 2015, Spurenelemente, Kupfer, Mangan, Chrom, Molybdän

D-A-CH Referenzwerte für die Nährstoffzufuhr, Bonn, 2. Auflage, 1. Ausgabe 2015, Wasser

D-A-CH Referenzwerte für die Nährstoffzufuhr, Bonn, 2. Auflage, 5. Ausgabe 2019, Spurenelemente, Zink

Debbi EM, Agar G et al. (2011): Efficacy of methylsulfonylmethane supplementation on osteoarthritis of the knee: a randomized controlled study. BMC complementary and alternative medicine, 11, 50. https://doi.org/10.1186/1472–6882–11–50 (letzter Aufruf 28.8.2023)

Elmadfa I (2015): Ernährungslehre, 3. Auflage, Verlag Eugen Ulmer Stuttgart

Endo I, Inoue D et al. (2003): Deletion of vitamin D receptor gene in mice results in abnormal skeletal muscle development with deregulated expression of myoregulatory transcription factors. Endocrinology, 144(12), 5138–5144.

Fink W, Haidinger G: Die Häufigkeit von Gesundheitsstörungen in 10 Jahren Allgemeinpraxis. In: ZFA – Zeitschrift für Allgemeinmedizin. 83, 2007, 102–108

Fuchs J, Kuhnert R et al.: 12-Monats-Prävalenz von Arthrose in Deutschland. https://eref.thieme.de/7YE1Z (letzter Aufruf 28.8.2023)

Gesundes Gelenk und Gelenkveränderung bei Arthrose (»kurz & knapp«-Faltblatt Arthrose der Deutschen Rheuma-Liga)

Gilbert NC, Gerstmeier J et al.: Structural and mechanistic insights into 5-lipoxygenase inhibition by natural products. Nat Chem Biol 16, 783–790 (2020). doi.org/10.1038/s41589-020-0544-7 (letzter Aufruf 28.8.2023)

Harpagophyti radix. In: European Scientific Cooperative on Phytotherapy, ed. ESCOP Monographs. 2nd ed. Stuttgart, New York: Thieme; 2003: 233–240

Hochberg MC, Martel-Pelletier J et al: Combined chondroitin sulfate and glucosamine for painful knee osteoarthritis: a multicentre, randomised, double-blind, non-inferiority trial versus celecoxib. Ann Rheum Dis 75:37–44, 2016. https://doi.org/10.1136/annrheumdis-2014–206792

Jordan JM, Fang F et al. (2005): Low selenium levels are associated with increased risk for osteoarthritis of the knee. Arthritis Rheum. 52:s455

Kimmatkar N, Thawani V e al. (2003): Efficacy and tolerability of Boswellia serrata extract in treatment of osteoarthritis of knee – a randomized double blind placebo controlled trial. Phytomedicine: international journal of phytotherapy and phytopharmacology, 10(1), 3–7. https://doi.org/10.1078/09447 1103321648593 (letzter Aufruf 28.8.2023)

Lattanzio F, Greco E et al. (2011): In vivo anti-inflammatory effect of Rosa canina L. extract in Ethnopharmacol https://www.sciencedirect.com/science/article/abs/pii/S0378874111004818 (letzter Aufruf 28.8.2023)

Lemmitz (2018): Kollagen-Peptide in Kombination mit Hagebutten-Extrakt verbessern altersbedingte Gelenkschmerzen und Gelenkfunktion. Die Naturheilpraxis, 2, S. 44–45

Li H, Zeng C et al. (2016): Relationship between soy milk intake and radiographic knee joint space narrowing and osteophytes, https://pubmed.ncbi.nlm.nih.gov/27193467/ (letzter Aufruf 28.8.2023)

lpi.oregonstate.edu/mic/minerals/manganese#bone-development-function (letzter Aufruf 28.8.2023)

McAlindon TE, Nuite M et al. (2011): Change in knee osteoarthritis cartilage detected by delayed gadolinium enhanced magnetic resonance imaging following treatment with collagen hydrolysate: a pilot randomized controlled trial. Osteoarthritis and Cartilage

Moskowitz, RW (2000): Role of Collagen Hydrolysate in Bone and Joint Disease. https://pubmed.ncbi.nlm.nih.gov/11071580/ (letzter Aufruf 28.8.2023)

Oesser S, Adam M et al. (1999): Oral administration of 14 C labeled gelatin hydrolysate leads to accumulation of radioactivity in cartilage of mice (C57/BL). In: Journal of Nutrition 129, S. 1891–1895

Rose KD, Jupp O: Sulforaphane Represses Matrix-Degrading Proteases and Protects Cartilage From Destruction In Vitro and In Vivo. onlinelibrary.wiley.com/doi/full/10.1002/art.38133 (letzter Aufruf 28.8.2023)

Peregoy J, Wilder FV (2011): The effects of vitamin C supplementation on incident and progressive knee osteoarthritis: a longitudinal study. Public Health Nutr. 14(4):709–15

Schmid B. Lüdtke R et al. (2000): Wirksamkeit und Verträglichkeit eines standardisierten Weidenrindenextraktes bei Arthrose-Patienten: Randomisierte, Placebo-kontrollierte Doppelblindstudie. In: Zeitschrift für Rheumatologie. 59, S. 314–320. https://doi.org/10.1007/s003930070053

Schoonees A, Visser J et al. (2012): Pycnogenol® (extract of French maritime pine bark) for the treatment of chronic disorders. Cochrane Database Syst Rev. 2012:CD008294

Schott EM, Farnsworth CW et al. (2018): Targeting the gut microbiome to treat the osteoarthritis of obesity. JCI Insight

Schunck M, Oesser S (2009): Collagen Peptide Supplementation stimulate proteoglycan biosynthesis and aggrecan expression of articular chondrocytes. https://lknlife.es/assets/files/Fortigel.pdf (letzter Aufruf 28.8.2023)

Schunck M, Oesser S (2010): A combination of a specific collagen hydrolysate with a refined rose hip extract has a positive effect on the extra cellular matrix maintenance of cartilage cells. https://eref.thieme.de/R69RS (letzter Aufruf 28.8.2023)

Schunck M, Oesser S (2013): Specific collagen peptides benefit the biosynthesis of matrix molecules of tendons and ligaments. Journal of the International Society of Sports Nutrition. https://www.ncbi.nlm.nih.gov/pmc/articles/PMC4045593/ (letzter Aufruf 28.8.2023)

Schwager J, Hoeller U et al. (2011): Rose hip and its constituent galactolipids confer cartilage protection by modulating cytokine, and chemokine expression https://pubmed.ncbi.nlm.nih.gov/22051322/ (letzter Aufruf 28.8.2023)

Skelly AC, Chou R et al. R (2020): Noninvasive nonpharmacological treatment for chronic pain: A systematic review update. https://pubmed.ncbi.nlm.nih.gov/32338846/ (letzter Aufruf 28.8.2023)

Springer Medizin: Brennessel-Extrakt mindert Arthroseschmerz. link.springer.com/article/10.1007/s15002–016–0929-x (letzter Aufruf 28.8.2023)

Steinmeyer J: Arzneiverordnung in der Praxis, Band 44, Heft 3, Juli 2017, S. 132–134

Stetter F, Kuppe S (1998): Autogenes Training – Qualitative Meta-Analyse kontrollierter klinischer Studien und Beziehungen zur Naturheilkunde. Forsch Komplementärmed 1998;5:211–223

Tian H, Huang L et al. (2022): Acupuncture for Knee Osteoarthritis: A Systematic Review of Randomized Clinical Trials with Meta-Analyses and Trial Sequential Analyses. Biomed Res Int 2022; https://www.hindawi.com/journals/bmri/2022/6561633

Tittel K (2003): Beschreibende und funktionelle Anatomie des Menschen, Elsevier, Urban&-Fischer S. 46.

University of Rochester Medical Center (2018): The bugs in your gut could make you weak in the knees: A prebiotic may alter the obese microbiome and protect against osteoarthritis. www.sciencedaily.com/releases/2018/04/180419100135.htm (letzter Aufruf 28.8.2023)

Van Vijven, JP (2012): Symptomatic and chondroprotective treatment with collagen derivatives in osteoarthritis: a systematic review. In: Osteoarthritis and Cartilage 20, S. 809–821

Van Wyk, BE, Win C et al. (2004): Handbuch der Arzneipflanzen: Ein illustrierter Leitfaden, Wissenschaftliche Verlagsgesellschaft, 2. Auflage

Vlachojannis J, Roufogalis BD et al. (2008): Systematic review on the safety of Harpagophytum preparations for osteoarthritic and low back pain. Phytoter Res; 22: 149–152

Willich, SN, Rossnagel K et al. (2010): Rose hip herbal remedy in patients with rheumatoid arthritis – a randomised controlled trial. Phytomedicine: international journal of phytotherapy and phytopharmacology, 17(2), 87–93. https://doi.org/10.1016/j.phymed.2009.09.003 (letzter Aufruf 28.8.2023)

Witt C, Brinkhaus B et al. (2005): Acupuncture in patients with osteoarthritis of the knee: a randomised trial. In: The Lancet. 366, 2005, S. 136–143. https://pubmed.ncbi.nlm.nih.gov/16005336

Chrubasik-Hausmann S: Phytotherapie bei Arthrose in: Erfahrungsheilkunde 2015; 64(1): 22–27, www.thieme-connect.com/products/ejournals/abstract/10.1055/s-0034–1395837 (letzter Aufruf 28.8.2023)

Huber R: Phytotherapie bei Rheuma in: zkm 2019; 5: 26–29, www.thieme-connect.com/products/ejournals/pdf/10.1055/a-0995–6076.pdf (letzter Aufruf 28.8.2023)

Verbraucherzentrale: Mit Weihrauch wieder gehen können? https://eref.thieme.de/M76F9 (letzter Aufruf 28.8.2023)

Zdzieblik (2017): Improvement of activity-related knee joint discomfort following supplementation of specific collagen peptides. Appl. Physiol. Nutr. Metab.

Zhu, L., Kong, M., Han, et al. (2015): Spontaneous liver fibrosis induced by long term dietary vitamin D deficiency in adult mice is related to chronic inflammation and enhanced apoptosis. Canadian journal of physiology and pharmacology, 93(5), 385–394. https://doi.torg/10.1139/cjpp-2014-0275

Register

Liebe Leserin, lieber Leser,

hat Ihnen dieses Buch weitergeholfen? Für Anregungen, Kritik, aber auch für Lob sind wir offen.
So können wir in Zukunft noch besser auf Ihre Wünsche eingehen.
Schreiben Sie uns, denn Ihre Meinung zählt!

Ihr TRIAS Verlag

https://kundenservice.thieme.de | Lektorat TRIAS Verlag,
Postfach 30 05 04, 70445 Stuttgart

Empfehlungen von Sven-David Müller

Adressen

Deutsche Arthrose-Hilfe e. V.,
Verein zur Bekämpfung der Arthrosekrankheit
Neue-Welt-Straße 4–6
66740 Saarlouis
Telefon: 06831 94 66 77
E-Mail: service@arthrose.de
www.arthrose.de

Deutsche Arthrose Stiftung
Kopernikusallee 56
75175 Pforzheim
Telefon: 0178 68 64 959
E-Mail: sekretariat@deutsche-arthrose-stiftung.de
www.deutsche-arthrose-stiftung.de

Deutsche Rheuma-Liga
Bundesverband e. V.
Welschnonnenstraße 7
53111 Bonn
Telefon: 0228 76 60 60
E-Mail: bv@rheuma-liga.de
www.rheuma-liga.de

Deutsches Kompetenzzentrum Gesundheitsförderung und Diätetik e. V.
c/o: Prof. PhDr. Sven-David Müller, M.Sc.
Heckenstraße 36
38226 Salzgitter
E-Mail: info@dkgd.de
www.dkgd.de

Bücher von Sven-David Müller

Lara Opfermann und Sven-David Müller: Die 50 besten Fettkiller, Mainz Verlag

Sven-David Müller und Gabriela Zingerle: Die 55 effektivsten Abnehm-Booster, Amazon

Sven-David Müller: Rheuma-Ampel, TRIAS Verlag

Sven-David Müller: Kalorien-Ampel, TRIAS Verlag

Sven-David Müller: Gicht-Ampel, TRIAS Verlag

Sven-David Müller und Christiane Weißenberger: Das große Arthrose-Kochbuch, Humboldt-Verlag/Schlütersche Verlagsanstalt

Sven-David Müller und Christiane Weißenberger: Ernährungsratgeber Arthrose, Schlütersche Verlagsanstalt

Sven-David Müller und Almut Müller: Anleitung zum entspannten Leben, Dalasa Verlag, Wien

Bibliografische Information der Deutschen Nationalbibliothek
Die Deutsche Nationalbibliothek verzeichnet diese Publikation in der Deutschen Nationalbibliografie; detaillierte bibliografische Daten sind im Internet über http://dnb.d-nb.de abrufbar.

Programmplanung: Uta Spieldiener
Projektmanagement: Manuela Hunfeld
Redaktion: Bettina Snowdon, Hamburg
Bildredaktion: Christoph Frick, Marie Crämer
Covergestaltung: © Thieme
Layout: CYCLUS · Visuelle Kommunikation, Stuttgart

Bildnachweis
Covermotiv und Bild S. 3, S. 6:
© natthapol/stock.adobe.com
Autorenfoto: Quelle: SDM
Die abgebildeten Personen haben in keiner Weise etwas mit der Krankheit zu tun.
Zeichnung: Susi Schaaf, Bellheim

1. Auflage 2024

TRIAS Verlag in Georg Thieme Verlag KG
Rüdigerstraße 14, 70469 Stuttgart, Germany
www.trias-verlag.de

Printed in Germany

Satz und Repro: Reemers Publishing Services GmbH, Krefeld
Druck: AZ Druck und Datentechnik GmbH, Kempten

Gedruckt auf chlorfrei gebleichtem Papier

ISBN 978-3-432-11883-3

Auch erhältlich als E-Book:
eISBN (ePub) 978-3-432-11884-0

1 2 3 4 5 6

MIX
Papier | Fördert gute Waldnutzung
FSC® C008457
FSC www.fsc.org